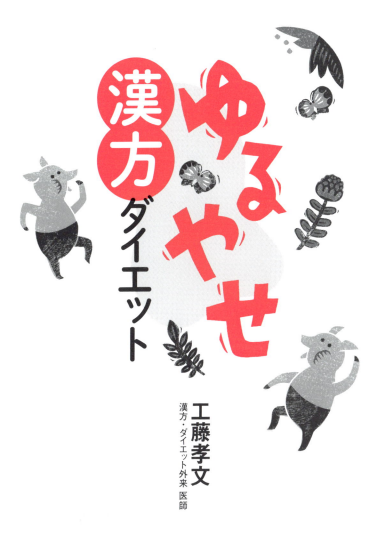

# ゆるやせ漢方ダイエット

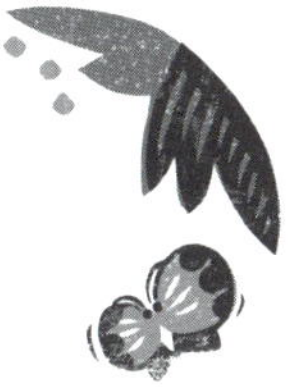

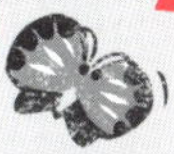

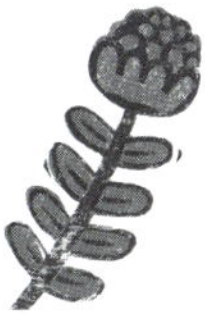

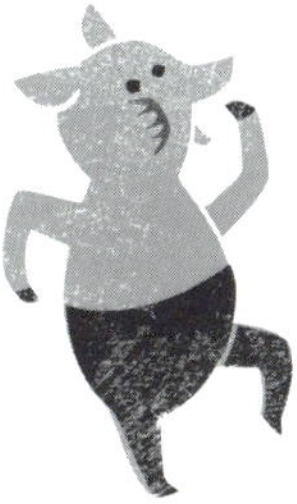

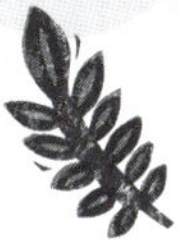

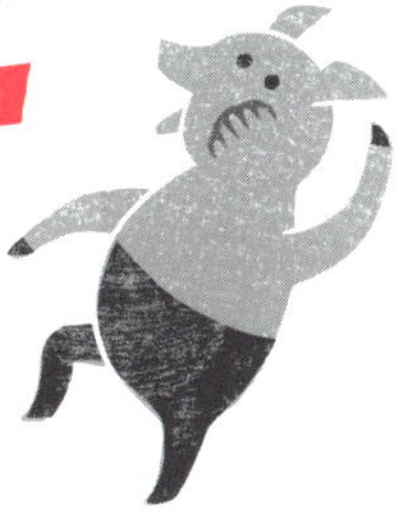

工藤孝文
漢方・ダイエット外来 医師



日本文芸社

# 漢方薬で心と体を整える「ゆるやせ」で、私も25kg減！

私はもともと糖尿病の専門医ですが、この病気の一番の治療法はやせることです。しかし、患者さんはなかなか食生活が改善できなくて「やせること＝苦しみ」と捉える方がほとんどでした。

その頃の私は勤務医で夜勤なども多く、生活も食事も不規則。患者さんにダイエット指導をしているのに、自分自身が90kg越えの〝デブ医者〟という状態でした。そこで、自分自身がまずやせなければ、と思い、いろいろなダイエットにもチャレンジ。行き着いたのが、食行動の見直しと漢方薬を飲むことです。

# 私も漢方服用中！

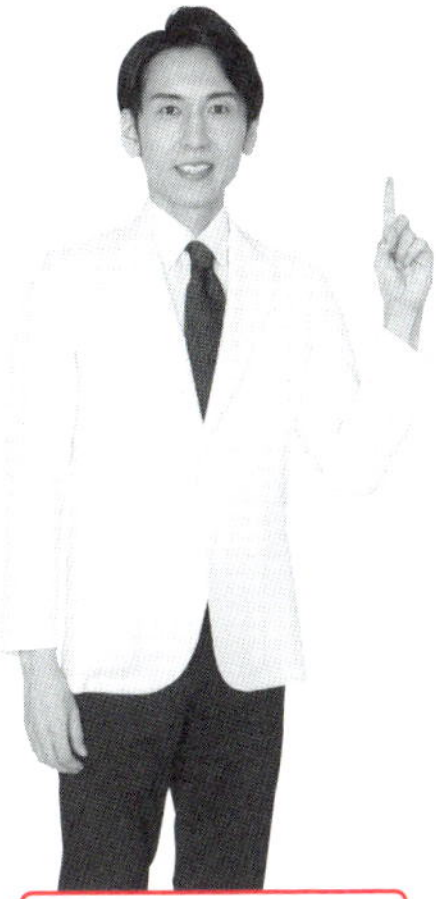

水毒タイプなので、
防已黄耆湯《ぼういおうぎとう》を飲んで
肥満から脱却！
今は『人参養栄湯《にんじんようえいとう》』を
服用中！

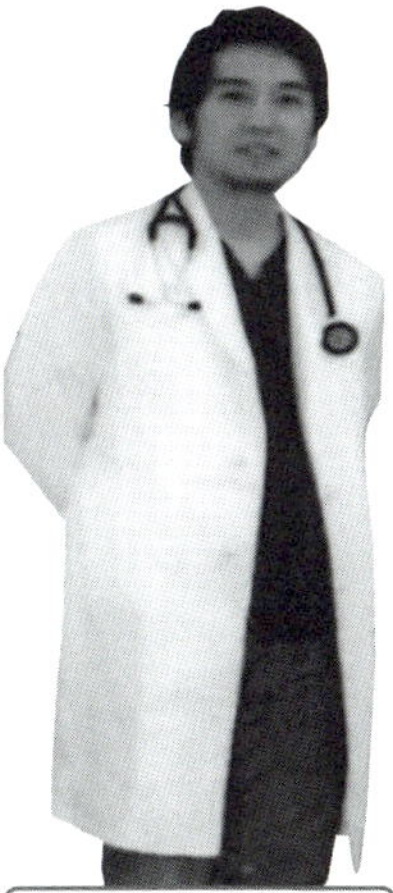

92kg → −25kg → 67kg

私は「水《すい》」が滞りがちな「水《すい》毒《どく》」タイプなので、『防已黄耆湯』を服用。また空腹を感じてから食べるようにし、見事25kgの減量に成功しました。

このことから漢方薬が体質改善に発揮する底力を知り、自分の医療にも役立て始めました。ラクに負担なくやせるダイエット診療＋漢方楽というスタイルをスタート。

約10万人のダイエットや体質改善をサポートできました。

# トリセツ

ゆるやせ漢方ダイエットを
スタートする前に知っておきたい、
食行動と漢方薬それぞれの
基本となるポイントをご紹介します。

## 食行動の取り組み

◎ 家に余分な食品を置かないようにし、必要なものを必要量だけ、その都度買うこと。その日に買うと、食品の栄養価も高くなります。

◎ 朝食は必ず食べ、昼食は活動に合わせて量を調整、夕食は糖質を控えて少なめに。朝昼は多めのたんぱく質と適量の糖質を摂ります。

◎ お腹が空いたな、と感じてから、食事をスタート。間食をしないと、自然と同じくらいの時間に空腹感を覚えるものです。

◎ 食べ過ぎても落ち込まずに、次の日に調整すればＯＫ。常にポジティブで楽しい食生活が、ダイエットを成功のポイントです。

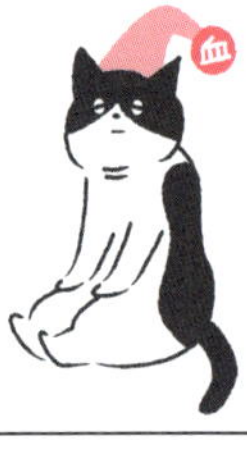

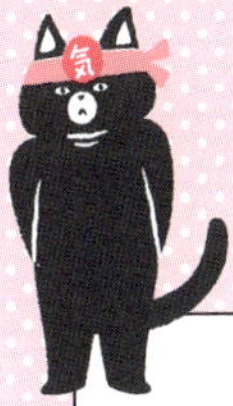

# ゆるやせ漢方の

## 漢方薬の飲み方

- 体質に合った漢方薬を医師に効いて、調剤薬局やドラッグストアで処方してもらい、まずは２週間飲んで様子をみましょう。

- 漢方薬には本来は煎じて飲む「湯《とう》」、丸めて固めた「丸《がん》」、顆粒や粉末の「散《さん》」があります。服用しやすいものを選びましょう。

- 漢方薬は西洋薬と違い、原因を抑えて速攻で効果が出すものではありません。原因を改善し、次第に体調を整えていくものです。

- 漢方薬は自然界にある生薬の集合ですが、体質に合わない場合は、すぐに飲むのをやめてください。

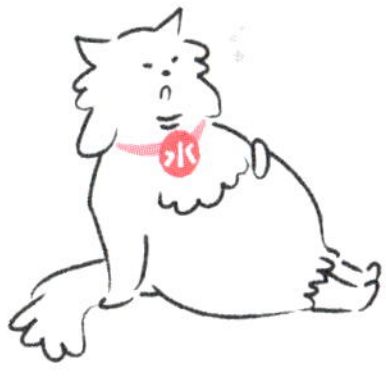

# 1章 私のクリニックに人が集まるわけ



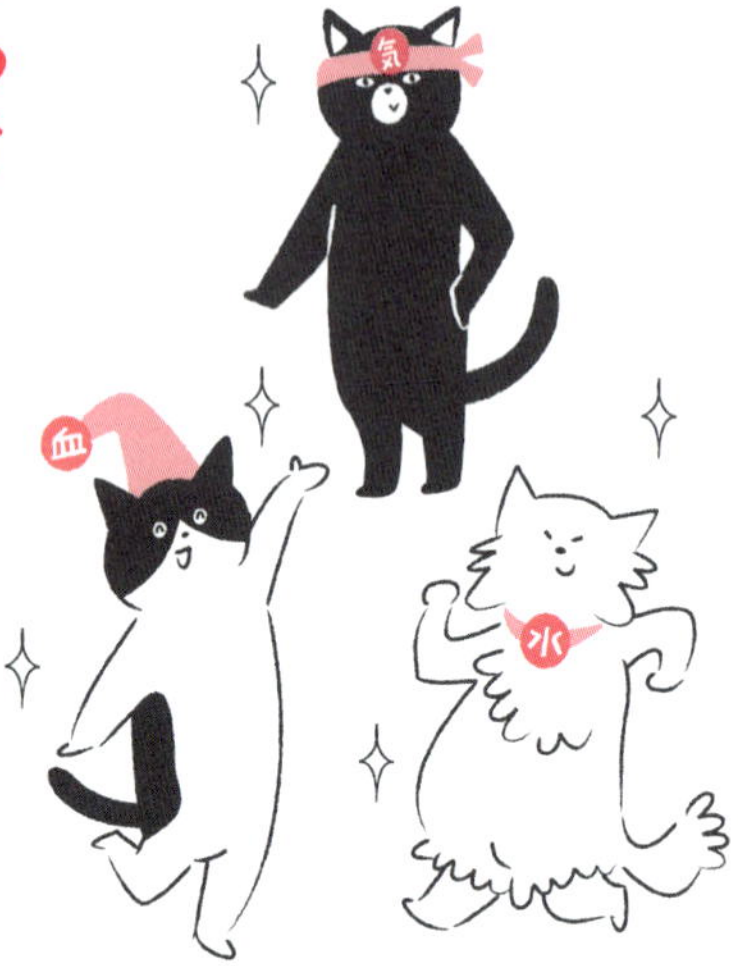

## 2章 「工藤式」ゆるやせ漢方ダイエット・メソッドとは？

# 3章 自分の体質を知りましょう

## 4章 ゆるやせ 6つのポジティブ・ルール

## 5章 ゆるやせで楽しい幸福寿命を

## この本の登場キャラクター

＝ 気《き》タイプ　＝ 血《けつ》タイプ　＝ 水《すい》タイプ

［BOOK STAFF］

| | |
|---|---|
| デザイン | 河南祐介　塚本望来　五味聡（ファンタグラフ） |
| カバーイラスト | 小山友子 |
| 本文イラスト | 石山綾子 |
| 編集協力 | 藤井真理根 |
| 校正協力 | 幸本正美 |
| 構成・編集・進行 | 荒川典子（@ AT-MARK） |

### この本の注意点

- 食行動、漢方薬ともに、工藤孝文先生の治療法に基づいて記載しています。
- 食行動で異常を感じた場合は、医師にご相談ください。
- 漢方薬名は、日本での一般的な名称を使用しています。
- 漢方薬の処方、服用にあたっては、必ず、医師、薬剤師にご相談ください。
- 現在、服用している薬がある場合は、必ず、医師、薬剤師にご相談ください。
- 漢方薬は適量を守って服用してください。
- 体に異常を感じたときは服用を止め、医師にご相談ください。

# 1章

# 私のクリニックに人が集まるわけ

福岡県みやま市にある私のクリニック、「工藤内科」の漢方ダイエット外来には、全国各地から多くの患者さんがやって来ます。

予約が取れないほどの人気となっている、そのメソッドを特別に公開します。

# 私の指導で10万人※がやせました！

※延べ人数です。

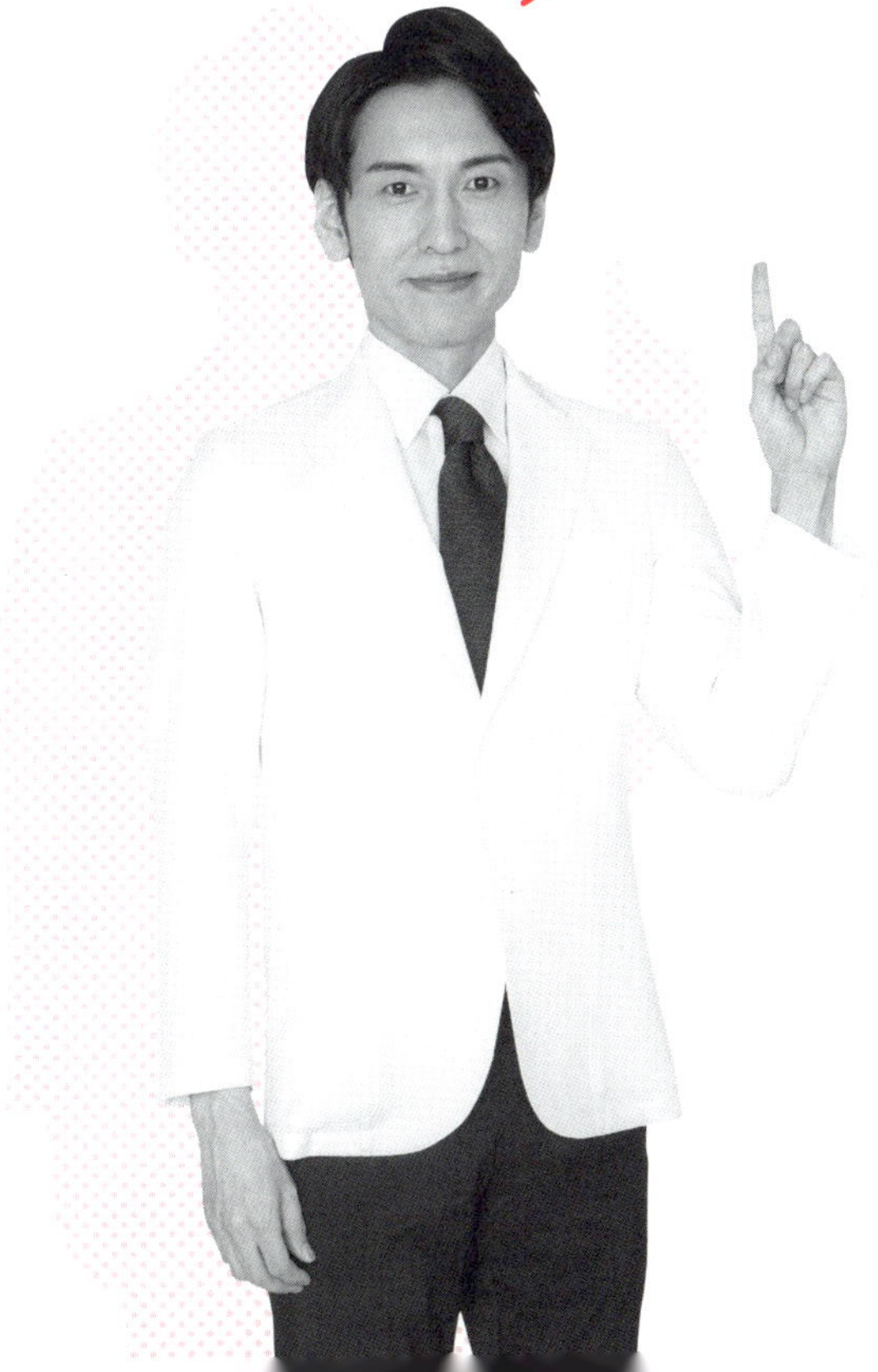

# 問題は、太っていることでなく、「やせたいのに食べてしまう」こと。ダイエットの本質は「心」にあります

なぜ、やせたいのに食べすぎてしまうのでしょう？

私の「ゆるやせ漢方ダイエット」では、まず、太ってしまうその人の「心」について注目します。

太る理由はとても明快で、慢性的に食べ過ぎてしまうからなのです。太っていない人は、きっと「やせたいなら食べなければいいのに」と思っていることでしょう。

しかし、やせたいのに食べる量をコントロールできない人は、心が食べ物に依存している状態なのです。

タバコをやめたいのに禁煙できない、お金がないのにギャンブルに走ってしまう、などの他の依存症と同じです。

では、どうしたら食べる量をコントロールできるようになるのでしょうか？

実は、太っている人はそれぞれに体調不良を抱えていて、それが大きなストレスとなって心にダメージを与えていることがほとんどです。心と体の不調のせいで食べ過ぎてしまうのです。

「ゆるやせ漢方ダイエット」では、体質に合った漢方を服用することで、ダイエットするうえで基盤となる心と体を整えます。漢方で心と体の調子がよくなってくると、気持ちが前向きになり、多くの人が食への依存を改善していきます。

「ゆるやせ漢方ダイエット」が成功する理由の1つには、漢方でのメンタルケアがあります。

# 太らない生活を持続するためには、前向きで、しなやかな「心」が大切

漢方で心と体の調子が改善しても、そのままの食生活をしていてはやせることはできません。

とはいえ、無理な食事制限や運動をすると、ストレスホルモンと呼ばれるコルチゾールが過剰に分泌され、食欲抑制ホルモンのレプチンが減少するため、かえって太りやすくなってしまいます。急激にやせるとリバウンドしやすいのはそのためです。

「ゆるやせ漢方ダイエット」では、太ってしまった原因に自分で気づき、自発的に改善をしていく行動療法を行ないます。「～してはダメ」という禁止項目や食べてはいけないものはなく、量さえ控えれば、甘いものや油っこいもの、お酒

だって飲んでオッケーです。

人は自分の決めたことしかしません。他人から強制されたことは、モチベーションが上がらず、長くは続かないものです。

また、ダイエットを成功させ、リバウンドなしの太らない生活を、継続させるために大切なことは、つねにポジティブな気持ちを持ち続けて、決して自信を失わないことです。

ここでもやはり「心」が重要であると私は考えます。そのためには自分にゆるく、失敗しても前向きに、気持ちを切り替えて再チャレンジできるしなやかな心を持ちましょう。

体重に一喜一憂せず、正しく「ゆるやせ漢方ダイエット」を実践すれば、すべての人に、やがて結果がついてきます。

# やせる基本は、漢方と食行動療法

「ゆるやせ漢方ダイエット」の基本は、漢方で心と体を整えながら、これからご紹介する食行動質問表で自分の食行動の問題やクセを知り、太らないための「6つのポジティブ・ルール」をできることから生活に取り入れるだけです。できれば毎日体重を量り、グラフをつけることで効果が大幅にアップします。

私のクリニックでは、起床直後・朝食直後・夕食直後・就寝直前の1日4回、量った体重をグラフに書き込み、「6つのポジティブ・ルール」の実践の有無と睡眠時間を記録してもらっています。

体重の増減に一喜一憂することはダイエットにとってマイナスですが、1日の中での体重の変化は、食行動を見直すことに役立ちます。

漢方の効き目で心身の状態がよくなり、客観的に自分の食行動の問題を理解できるようになると、ほとんどの人が自然に正しい食行動へと修正されていきます。それは、漢方と食行動療法がよい影響を与え合い、相乗効果が生まれるからです。

## 漢方が心と体の不調を改善

漢方薬は、中国から伝わった「中医学」が、長い時間を経て、日本人の体や生活に合うように変化したものです。さまざまな生薬を組み合わせることにより、病気になる前の「未病《みびょう》」の状態を改善して、心身を健やかにします。

**漢方処方** ＋ **食行動正常化**

**相乗効果でやせる！**

## 食行動療法で太らない食習慣に

行動療法は、自分の認識や行動のクセを把握し、行動パターンを整えていくことで、生活のストレスを減らしていく心理療法のひとつです。近年さまざまな分野で活用されていて、食行動の改善にも大変効果的です。

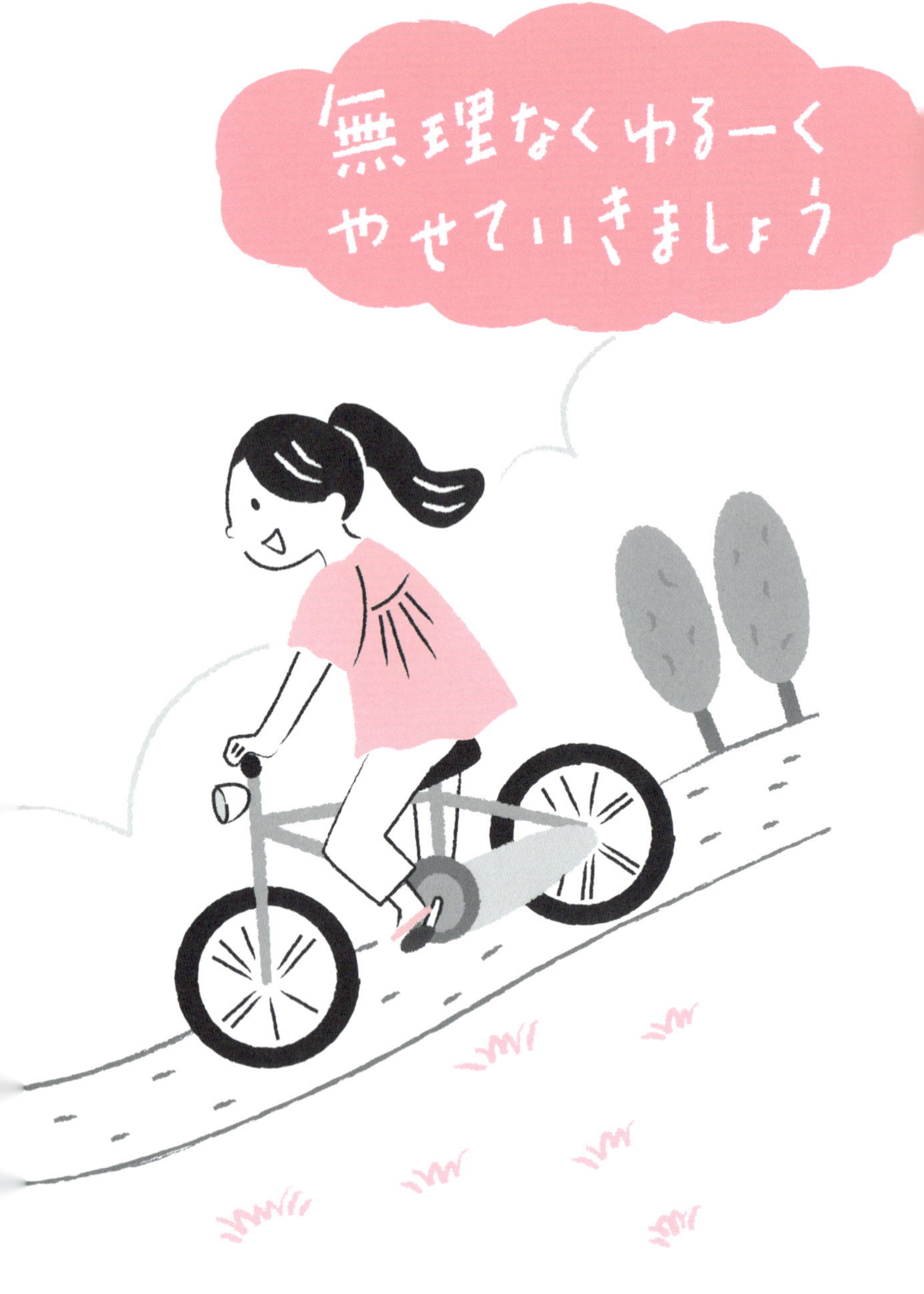
無理なくゆるーく
やせていきましょう

## 食行動を改善する

## 漢方で心と体を整える

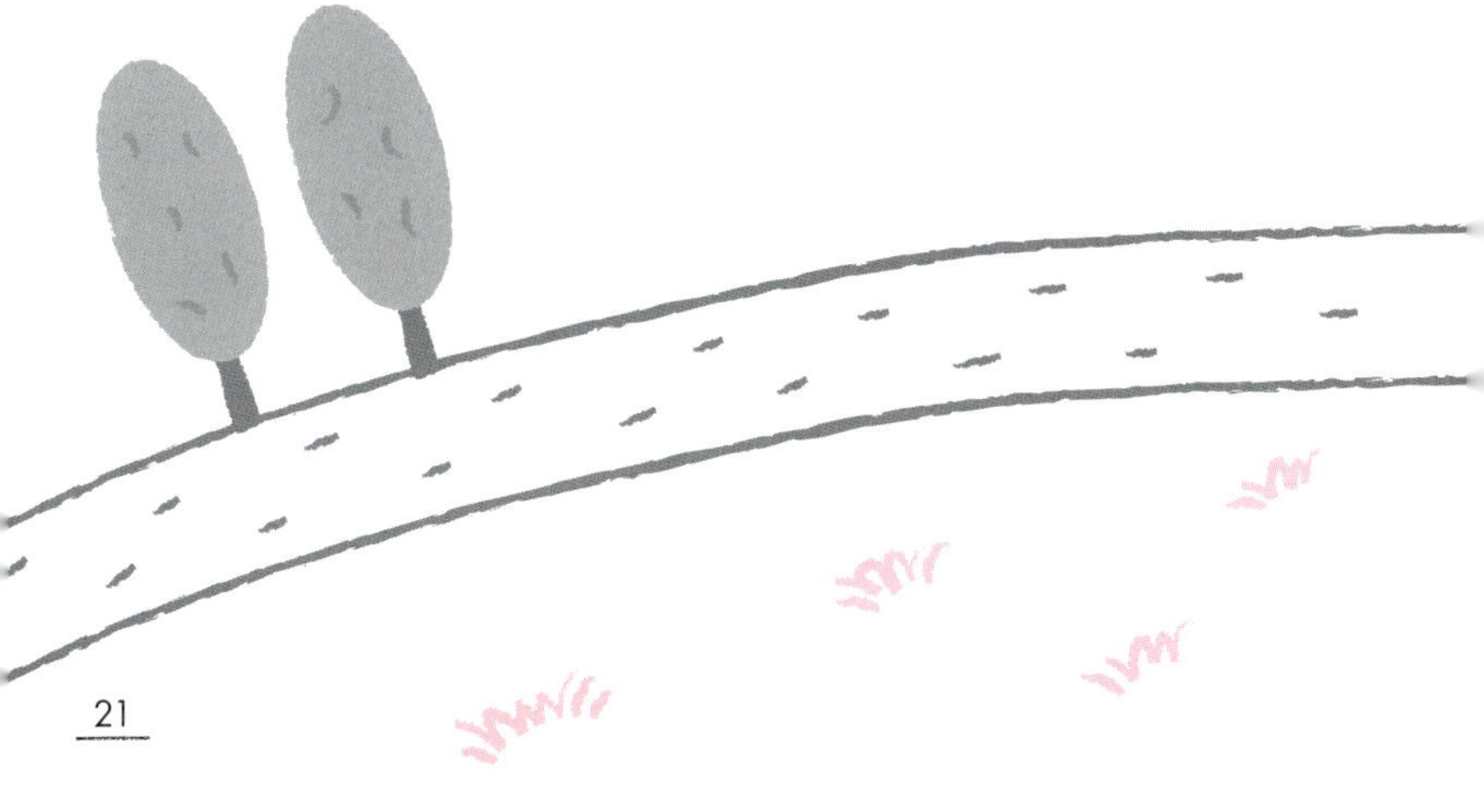

# 基本のダイエット漢方は3種類

私のダイエット外来の治療の一つが、漢方薬による治療です。「漢方でダイエットをサポートしていきましょう！」。こう言うと必ず患者さんから返ってくるのが、「漢方薬は奥が深くてわからない」「飲みにくそう」といった声です。

しかし使うことで「何を食べてもOK。その分を漢方で整えるのです。肥満の原因を抑え、過食や拒食などの食異常が治まることも多い」と説明すると、みなさん納得してくれます。しかも原材料が植物や鉱物などの天然由来なので、常飲している西洋薬との併用も、たいていは大丈夫です。

工藤式ダイエットの三大処方は、基本的にはたったの3種類。体質タイプ別に処方しますが、気《き》タイプには『大柴胡湯《だいさいことう》』、血《けつ》タイプには『防風通聖散《ぼうふうつうしょうさん》』、水《すい》タイプならば『防已黄耆湯《ぼういおうぎとう》』。どれも保険適用の漢方薬になります。

ダイエット外来での症例数の多さが、私の経験値となり、患者さんの体質タイプを即座に判断することができます。まずは問診票と患者さんの雰囲気を診て、ほとんど触診はしません。

ダイエットの本質はストレスと依存症なので、体質タイプに合った漢方薬でメンタルを整え、体の滞りを流すところからスタート。2週間服用して効果がなかったら、人参養栄湯（P.211参照）など別の漢方薬に切り替えることを考えます。

漢方薬は処方せんをもとに薬局で処方する以外に、街のドラッグストアで買えるという便利さも魅力です。ただし便利な分、ドラッグストアは保険適用外になるので、やや割高ではあります。

ダイエットの効果が出たら、投薬をストップするか確認します。ですが、漢方薬の効果で、やせるだけでなく、体調が整ってよくなるので、健康維持のためにやせても続けたい人がほとんどです。

ドラッグストアで
購入できる、
手軽さが魅力！

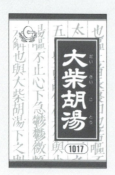

1

## 大《だい》柴《さい》胡《こ》湯《とう》

いつもイライラしがちで、ストレス太りの「気タイプ」に向く漢方薬です。

気持ちを落ち着かせて、中性脂肪を抑えるとともに、血糖値やコレステロール値を安定させる効果も。

同時に頭痛、肩こりやみぞおちの圧迫感、便秘なども緩和します。

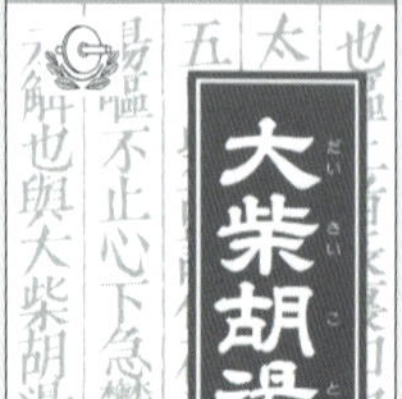

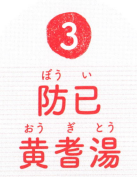

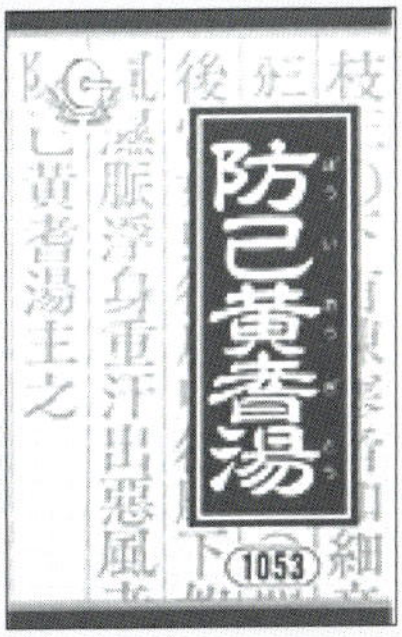


## 2

# 防風《ぼうふう》通聖散《つうしょうさん》

腹部に皮下脂肪が多い肥満症、便秘や肩こりなどの症状をもつ「血タイプ」に効果的。加えて冷えや目の下のクマなども緩和します。

服用することで発汗、排便や利尿など老廃物を排出。内臓脂肪を減らし、代謝や体力をアップして、腸内環境も整えます。

## 3

# 防已《ぼうい》黄耆湯《おうぎとう》

体内の水分代謝やバランスを整え、皮下脂肪を減らす働きをもちます。

そのため、色白で疲れやすく、むくみがあり、汗をかきやすい、「水タイプ」に向きます。

また肥満にともなう、関節の痛みを緩和する働きも期待できます。

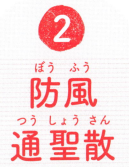

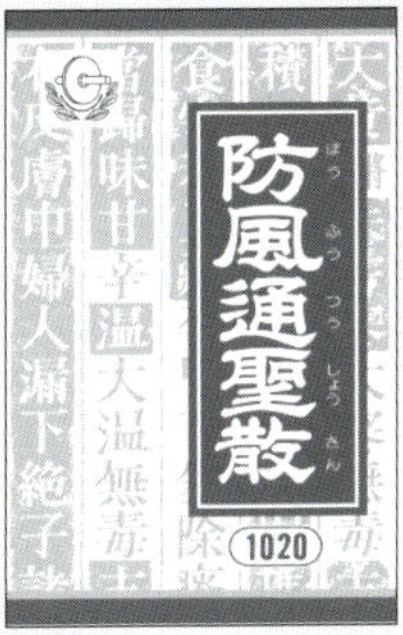

# 私たち やせました

イライラからの
ドカ食いばかり…

大《だい》柴《さい》胡《こ》湯《とう》

↓

漢方で −12kg

便秘やむくみで
ポッコリ太鼓腹に

防《ぼう》風《ふう》通《つう》聖《しょう》散《さん》

↓

漢方で −13.8kg

お酒が好きで
ブヨブヨ太る一方

防《ぼう》已《い》黄《おう》耆《ぎ》湯《とう》

↓

漢方で −11.4kg

大成功例 1

# ストレス太りの私が1年で12kg減！

成功者：K・Sさん（54歳）　身長147・2cm

身長のわりに体重が重く、ストレスもあったK・Sさん。知人の方が工藤式漢方ダイエットできれいにやせたのを見て、「私も変われるかな」と思ってチャレンジしたそうです。初めは半信半疑だったものの、漢方との併用で体調もよくなり、やせたことはもちろんですが、みんなから若返ったと言われるのが嬉しいとか。

仕事もうまくいくようになり、ストレスも減りました。心身ともに軽くなった感じでいるそうです。

服用した漢方

大柴胡湯《だいさいことう》

ストレス過多をやわらげます

# 「若返ったと言われます!」

Before

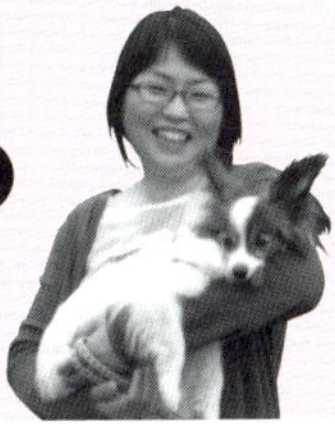

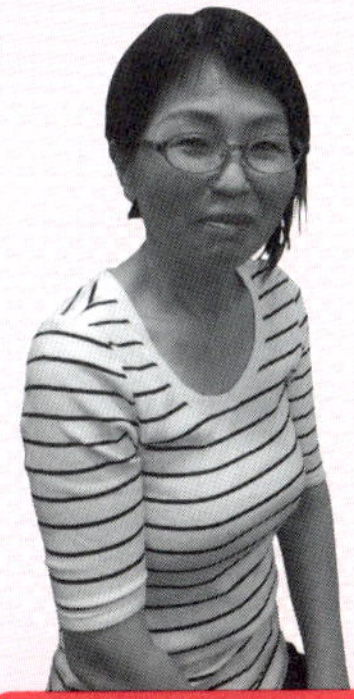

After

ダイエット期間：1年

| | | | |
|---|---|---|---|
| 体重 | 52.8kg | ▶ | 40.8kg |
| ウエスト | 68cm | ▶ | 54.8cm |

**Before**

食行動にこんな問題が！

- 太りやすい体質だと思う
- イライラや心配事があると食べてしまう
- 食べ物が少ないと落ち着かない
- 空腹や満腹感がわからない
- たくさん食べてしまった後で後悔する
- 早食い
- 夜食をとることが多い

**After**

こうやって改善！

- 1日3回または2回の漢方薬をしっかり内服
- 水分の摂取を控えた
- 夜食の制限
- 早めの睡眠
- 食べる時間を18時までにした

大成功例①

# ゆっくり、確実にやせました

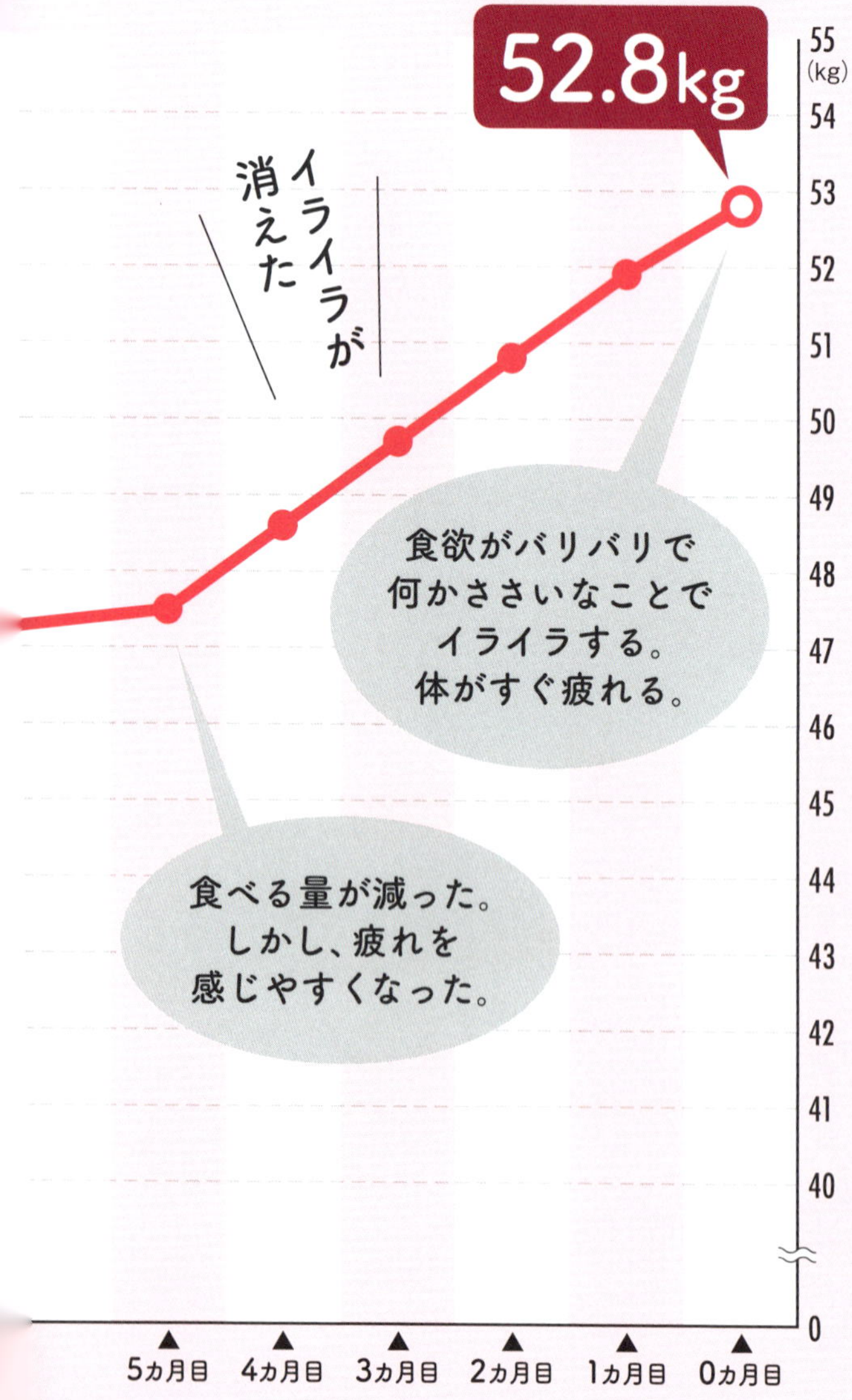


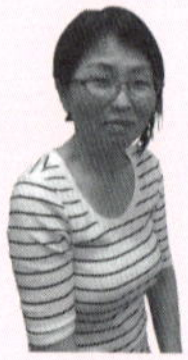

※1カ月単位の体重等の推移

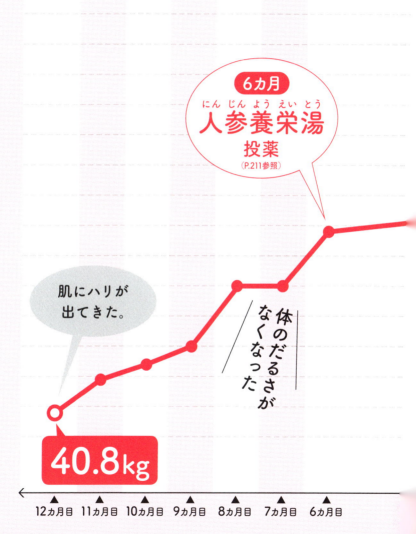

大成功例 1

# 肩こり、便秘、イライラ改善。心身ともに軽やかに！

工藤式漢方ダイエットは、無理に食事制限を指導するわけでないので、つらさを感じませんでした。

体重が減ることに加えて、体の不調がよくなるのが特長だと思います。肩こり、便秘、イライラなどの症状も徐々に消えていきました。

また、体重が増えても、先生の「気楽にやりましょう」というお言葉に何度も助けられ、自己嫌悪になることはありませんでした。専門の医師の指導だから不安がないのもよかったです。

やせた今は、体重が減っただけでなく、物事を明るく前向きにとらえられるようになり、おかげで人間関係も仕事も順調になり、人生が明るくなりました。

［K・Sさんの改善数値］

| | | | |
|---|---|---|---|
| 血圧 | 142/90mmHg | → | 102/60mmHg |
| 血糖値 | 120mg/dl | → | 70mg/dl |
| 中性脂肪 | 127mg/dl | → | 93mg/dl |
| 悪玉コレステロール | 140mg/dl | → | 80mg/dl |

［工藤先生からのコメント］

K・Sさんは、ストレスが原因で食欲のコントロールがむずかしかったようです。肩こり、便秘の症状がありましたので大柴胡湯を使用し、順調に体重が減っていきました。半年後ぐらいからダイエットに対するモチベーションの低下、だるさの症状も認めたため、人参養栄湯を追加しました。

その後は、前向きにダイエットをがんばれるようになり、仕事のストレスもなくなってきたそうです。今では、緊張とリラックスをご自身で調整できるようになられ、ストレスからのドカ食いもほとんどでなくなりました。

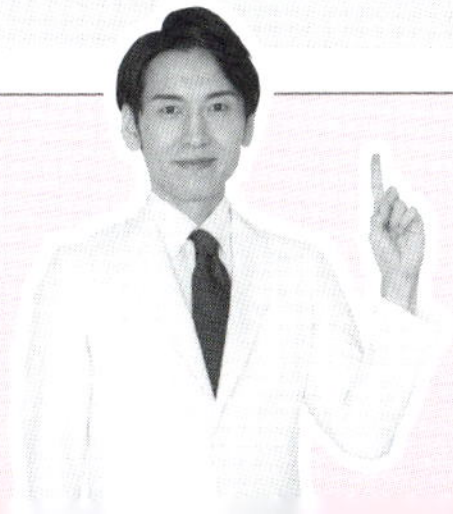

大成功例 ②

# 半年で13.8kg減！腰の手術も回避できました

成功者：K・Mさん（50歳）　身長147.1cm

K・Mさんは、以前より腰椎《ようつい》すべり症があり、脊椎《せきつい》の専門外来で手術が必要とされました。他の医療機関で減量指導を受けていたのですが、体重は増える一方。私の著書やテレビ出演を見て、当院のダイエット外来を受診しました。

すると半年でみるみるやせて、約14kgもの大幅な減量に成功。腰痛がなくなり、手術を回避できました。また、漢方薬のおかげで、以前は体力がなくすぐに疲れて横になっていましたが、すっかり活動的になり、心身ともに快調！

服用した漢方

防風通聖散《ぼうふうつうしょうさん》

血の巡りをよくし、
肩こりのぼせを改善します

# 「痛みが消えて笑顔復活！」

Before

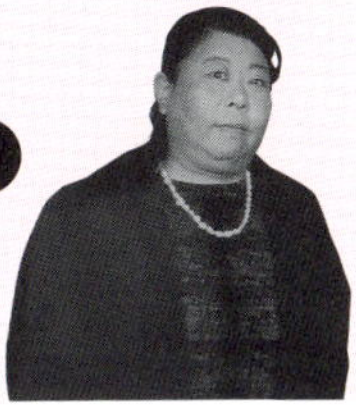

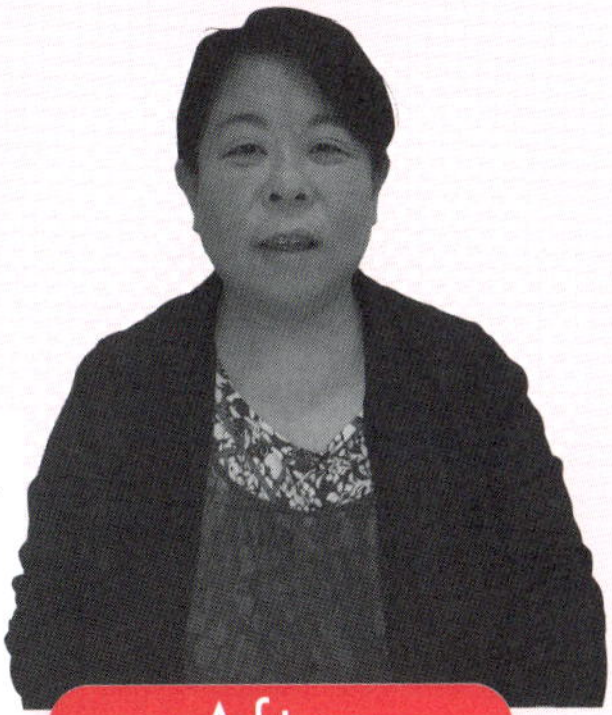

After

ダイエット期間：1年

| | | | |
|---|---|---|---|
| 体重 | 97kg | ▶ | 83.2kg |
| ウエスト | 103cm | ▶ | 70cm |

**Before**

食行動にこんな問題が！

- 運動不足で太っている
- 食べてすぐ横になるから太る
- 水を飲んでも太る
- 太りやすい体質だと思う
- 早食い
- よく噛まない

**After**

こうやって改善！

- ランニングや散歩をする
- 入浴の時間を長くした
- 漢方薬をしっかり服用
- 時間をかけて食事するようにした

大成功例②

# みるみるやせて、腰が楽に

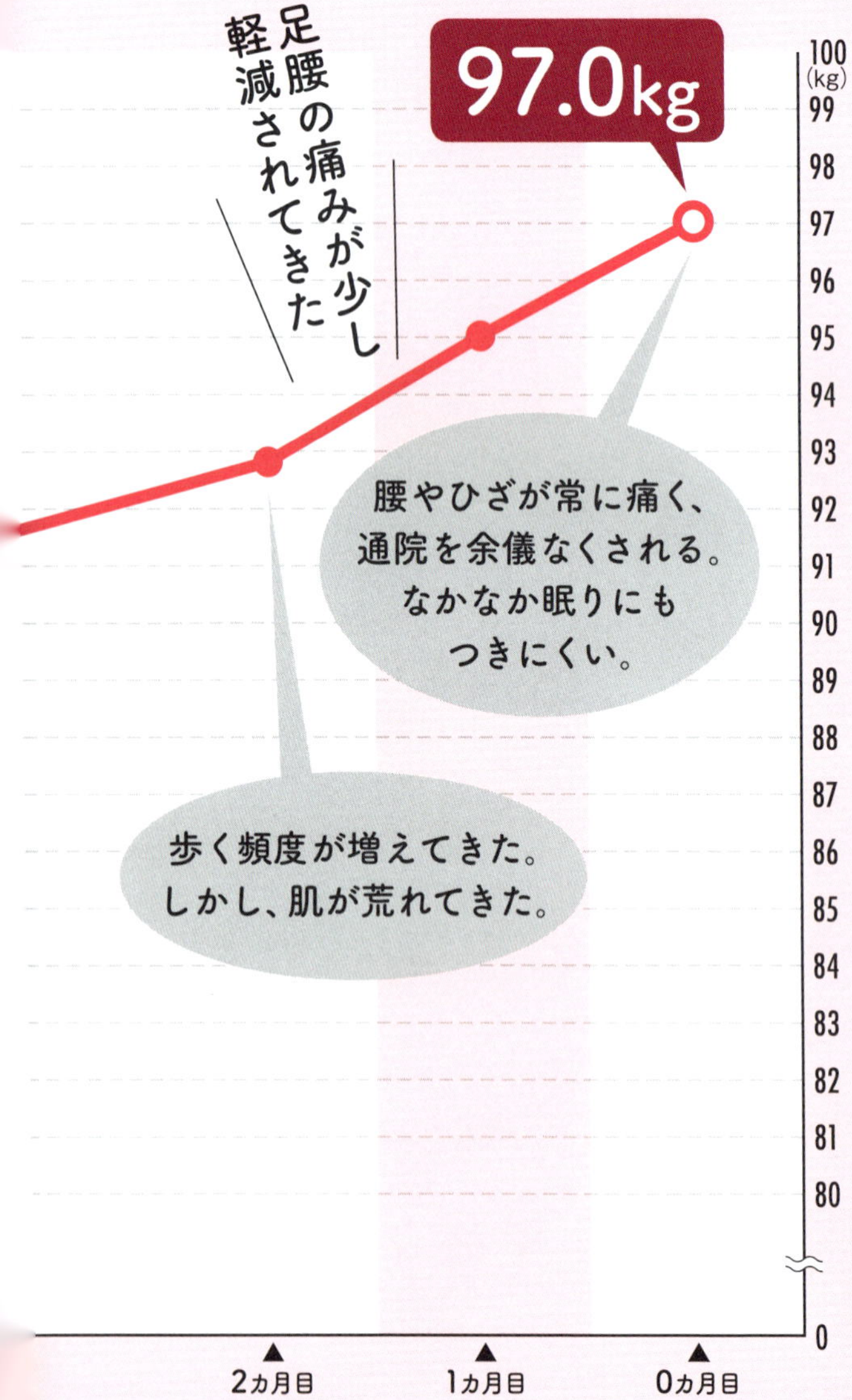


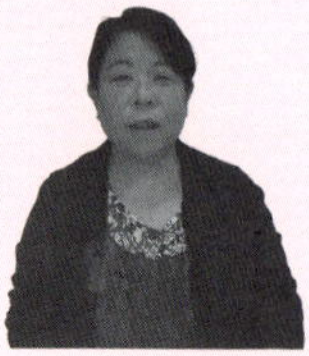

※1カ月単位の体重等の推移

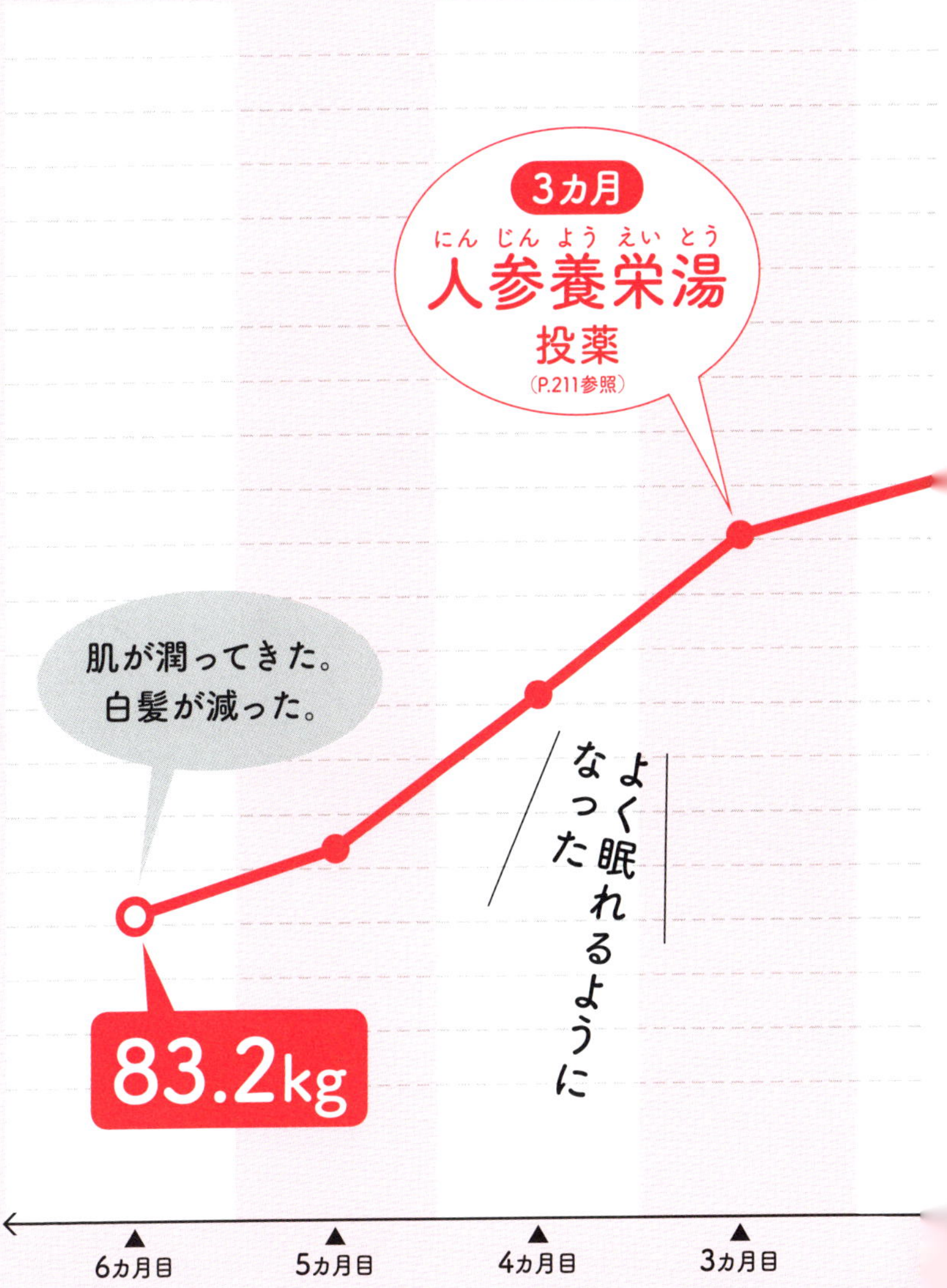

大成功例②

# 腰の痛み一緒に便秘・むくみ・太鼓腹も消えた！

私の実感として、工藤式漢方ダイエットは、他とは明らかに違います。今までのダイエットは、ただただ我慢するだけだったのですが、無理なく明るい気持ちで取り組むことができました。漢方を飲み始めて便秘・むくみ・太鼓腹がなくなっていき、体が楽になり、動くのが楽しくなりました。

もともと早食いだったのですが、食事の際に箸を置くことでゆっくり食事をとれるようになり、前に比べ少しの量で終えることができるようになりました。

そして、一番うれしかったのが、腰の手術を回避できたこと。体重が減ったことで腰の骨が安定して骨すべりを起こさなくなり、おかげで腰の痛み止めがいらなくなりました。工藤先生には本当に感謝しています。いつも痛みから泣き顔だったのが、よく笑うようになったと言われます。

［K・Mさんの改善数値］

| | | | |
|---|---|---|---|
| 血圧 | 147/86mmHg | → | 110/66mmHg |
| 血糖値 | 143mg/dl | → | 99mg/dl |
| 中性脂肪 | 325mg/dl | → | 85mg/dl |
| 悪玉コレステロール | 143mg/dl | → | 112mg/dl |

［工藤先生からのコメント］

手術が必要といわれていた、腰椎すべり症をお持ちだったのですが、ダイエットが成功したおかげで、手術はしなくてよくなった患者様です。患者様にとても感謝していただきました。メスを使わずにダイエットすることで治せることは減量外来をしていて嬉しいことの一つです。

他の患者さんでも、やせてインスリンをやめることができた、高血圧の薬がいらなくなった、不妊で悩んでいたのに妊娠することができた、などダイエットだけでなく２次的に良い効果があると、私も医者をしていてこんなに嬉しいことはありません。

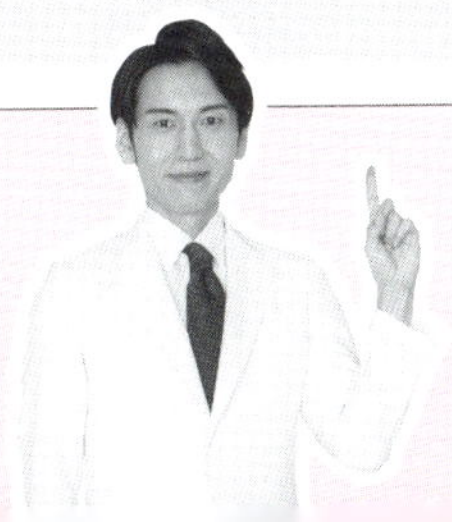

大成功例 3

# 大好きなお酒を飲みながら1年半で11.4kg減らしました！

成功者：M・Yさん（57歳）　身長157㎝

お酒が大好きで太る一方だったM・Yさん。ある時ご自分の写真を見てびっくり。「こんな自分じゃなかったのに……」そのとき、心からやせたいと思ったそうです。

工藤式の漢方ダイエットでゆっくり時間をかけて1年半で11・4kgの減量に成功。長年悩んでいた体のむくみがとれ、体が軽くなり、運動しても落ちなかった体重が、順調に減るようになりました。漢方薬の効果もあり、肌がきれいになって若返ったと周りから言われるそうです。

服用した漢方

防《ぼう》已《い》黄《おう》耆《ぎ》湯《とう》

むくみや多汗を和らげます

# 「漢方でお肌もつやつやに！」

Before

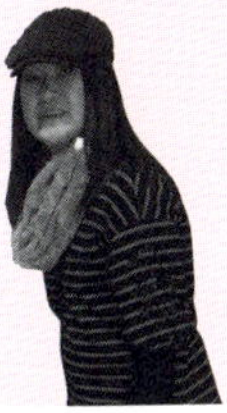

→

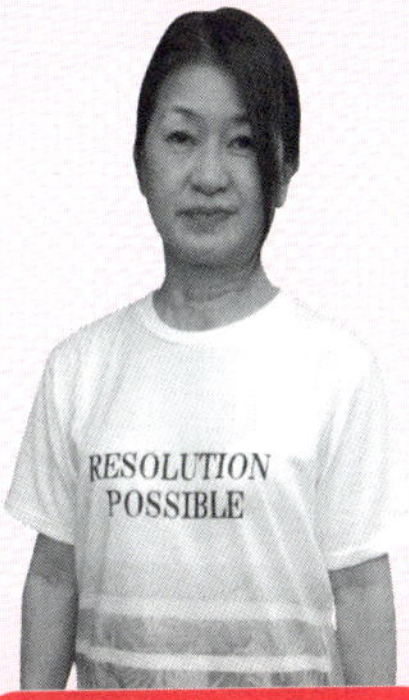


After

ダイエット期間：1年半

| | | | |
|---|---|---|---|
| 体重 | 66.7kg | ▶ | 55.3kg |
| ウエスト | 82cm | ▶ | 67cm |

**Before**

**食行動にこんな問題が！**

- 残りものをもったいないと食べてしまう
- 他人につられて食べてしまう
- 予定外につい食べ物を買ってしまう
- 食事の時間が不規則
- 夕食をとるのが遅い

➡

**After**

**こうやって改善！**

- 残り物は次の日に食べるようにした
- 他人につられても食べない
- 食事の時間を規則正しく
- よく眠るように心がけた
- 漢方薬をきちんと服用

## 大成功例 ③

# リバウンドなく、減量に成功

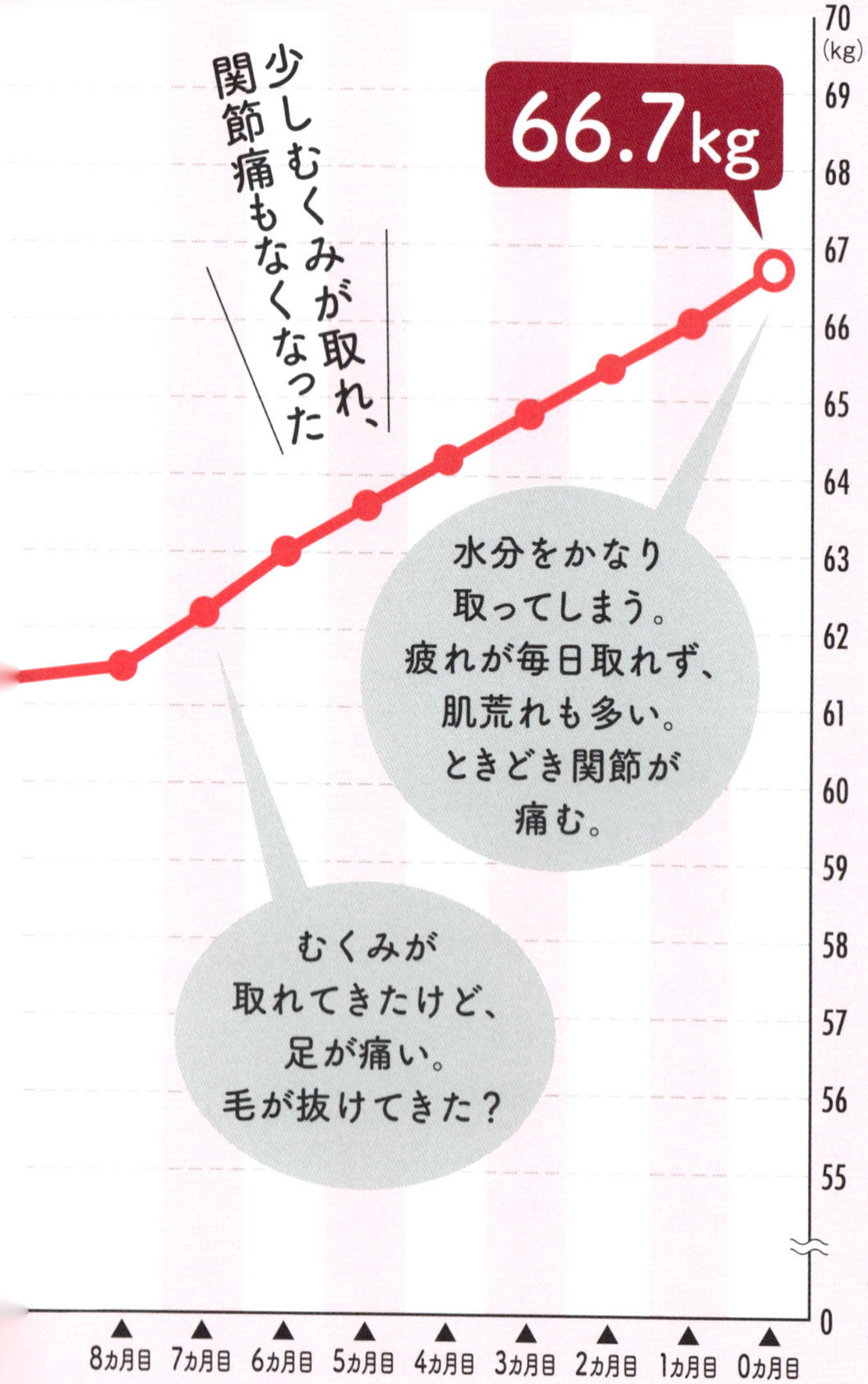
66.7kg
少しむくみが取れ、関節痛もなくなった
水分をかなり取ってしまう。疲れが毎日取れず、肌荒れも多い。ときどき関節が痛む。
むくみが取れてきたけど、足が痛い。毛が抜けてきた？
70 (kg)
69
68
67
66
65
64
63
62
61
60
59
58
57
56
55
0
8ヵ月目
7ヵ月目
6ヵ月目
5ヵ月目
4ヵ月目
3ヵ月目
2ヵ月目
1ヵ月目
0ヵ月目

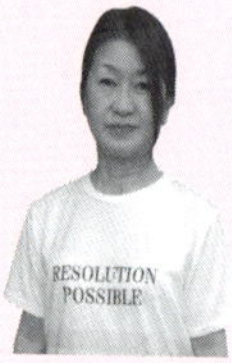
RESOLUTION
POSSIBLE

※1カ月単位の体重等の推移

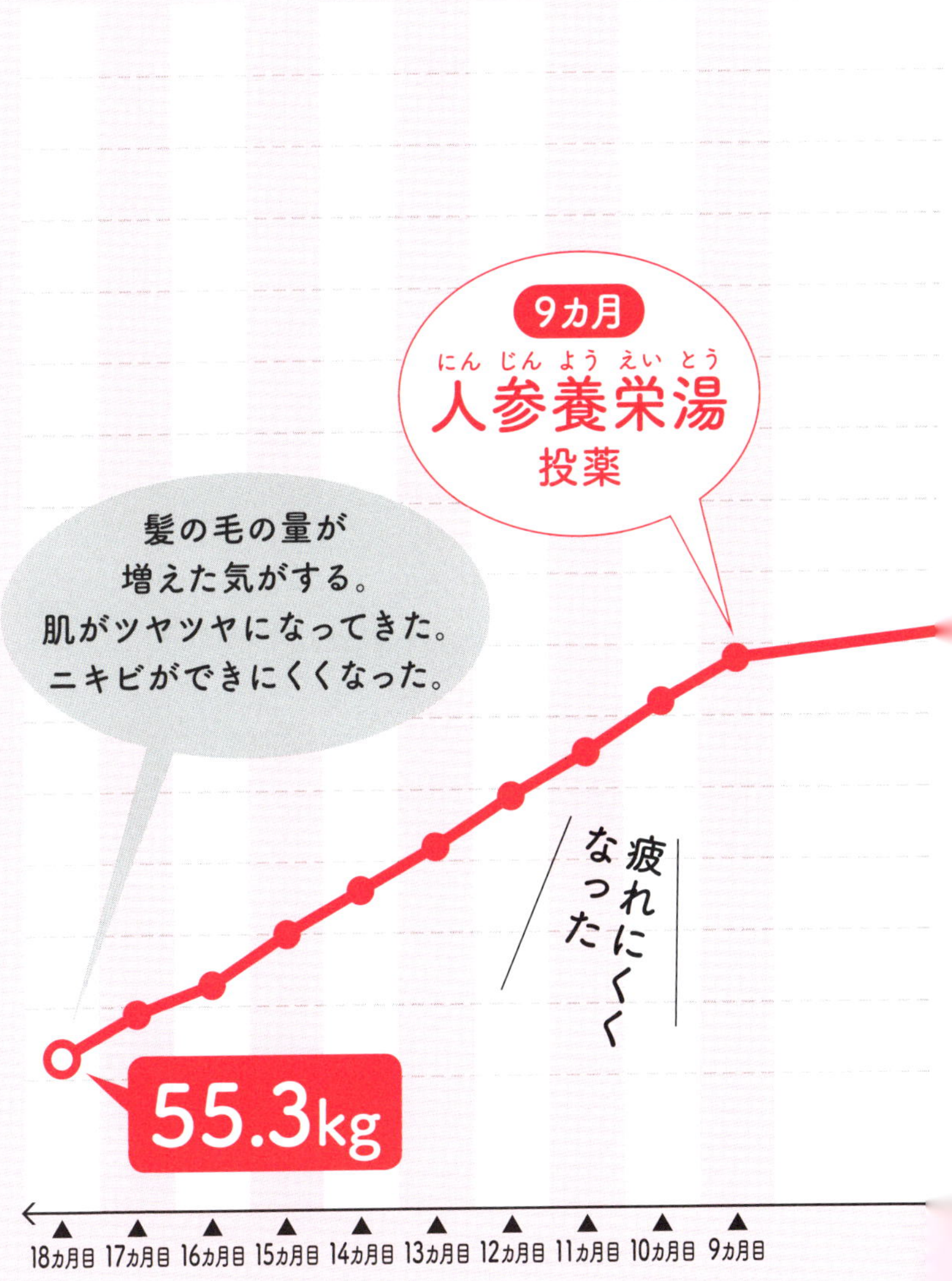
9カ月
人参養栄湯《にんじんようえいとう》
投薬
髪の毛の量が
増えた気がする。
肌がツヤツヤになってきた。
ニキビができにくくなった。
疲れにくく
なった
55.3kg
18カ月目
17カ月目
16カ月目
15カ月目
14カ月目
13カ月目
12カ月目
11カ月目
10カ月目
9カ月目

大成功例 3

# 長年のむくみがなくなり、お酒を飲んでも太りにくい体質に

減量外来の名医がいるという噂《うわさ》を聞いて工藤先生のクリニックを受診しました。親しみやすく、若いのに頼りがいがあり、知識も豊富で驚かされました。

ダイエットを実践していくうちに、空腹感が正常化され、ストレスなく食事量が減っていきました。体のむくみも取れて、体調も改善。以前は疲れをとるためにたくさん食べていましたが、疲れなくなったため、適量の食事量を維持することができるようになりました。

相変わらずお酒も楽しんでいますが、飲んでも太りにくくなった気がします。疲れやすい体質も改善し、人生が変わりました。優しくサポートしてくれた先生には本当に感謝です。

［M.Y様の改善数値］

| | | | |
|---|---|---|---|
| 血圧 | 142/88mmHg | → | 128/72mmHg |
| 血糖値 | 101mg/dl | → | 85mg/dl |
| 中性脂肪 | 153mg/dl | → | 83mg/dl |
| 悪玉コレステロール | 157mg/dl | → | 124mg/dl |

［工藤先生からのコメント］

色白でむくみの症状が強い方だったので防己黄耆湯を使用しました。むくみが改善するとともに、新陳代謝が良好になり、特にストレスなく「ゆるやせ」されました。

おかげで、やせた後もストレスがないためリバウンドしそうにありません。きゅうりもむくみにはいいので、夏場は積極的に食べていただいて、これも相乗効果があったようです。

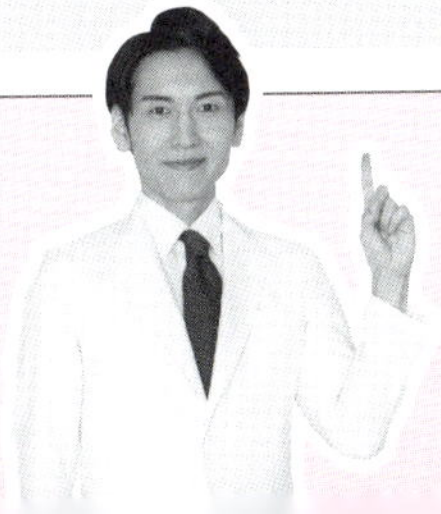

## まだまだいます！

# 成功者!!

27歳・男性　身長173.5cm　体重130kg ➔ 122kg

### 8カ月で8kg減！

工藤式漢方ダイエットで快便になり、お腹はスッキリ！　これまで体重が重くて動くのもおっくうだったが、体も軽くなって、運動もできるんじゃないかと思えるようになりました。

35歳・女性　身長159cm　体重64.5kg ➔ 55.3kg

## 半年で9.2kg減！

漢方薬をしっかり飲んで、「満腹にしない」「空腹感が出るまで食べない」ということに気をつけていただけで、アッという間にやせました。周囲から「やせましたね」と言われると、がんばろうと思えます。

21歳・女性　身長164cm　体重86kg ➔ 82kg

## 1カ月で4kg減！

叔母が工藤式漢方ダイエットでやせたと聞いて、ずっとダイエットしたかったので思いきってチャレンジ。
たった1カ月で体重が4kgも減ってビックリしています。食事の量が減ったのにお通じが良くなりました。

41歳・女性　身長169cm　体重77kg ➔ 72kg

## 2カ月で5kg減！

なかなかやせないので、知人に教えてもらって始めた工藤式の漢方ダイエット。２カ月足らずで体重が５kgも減りました。

漢方を飲んでいるとあまり食べなくて大丈夫になりました。食事にも気をつけるようになったので、このまま続けるつもりです。

43歳・女性　身長148cm　体重61 ➔ 56kg

## 1年で5kg減！

自分で太りすぎていると感じていて、これまで何度かダイエットを始めましたが続きませんでした。

工藤式漢方ダイエットを始めてから、よく便が出るようになり、太りにくくなりました。周りに「やせたね」と言われて、前より自信がつきました。

41歳・女性　身長152cm　体重58kg ➔ 53kg

## 1年で5kg減！

以前は便秘で胃痛がありました。でも、漢方薬を飲み始めてからは、胃が痛くなることもなくなり、便秘も解消し、体の調子がよくなりました。

食事中は一口ごとに箸を置くことを意識し、今では習慣として定着しました。おかげで食べすぎないようになりました。

32歳・女性　身長160cm　体重86kg ➔ 82kg

## 1カ月で4kg減！

妹が工藤式でダイエットがうまくいっているのを見て、私もやろうと決めました。漢方薬を飲みながら、無理なく食事を減らせました。

やせて動きが軽くなったのが嬉しいです。食事のとり方が良い方向に変わってきたので、このままずっと続けていきたいです。

2章

# 「工藤式」ゆるやせ漢方ダイエット・メソッドとは？

工藤式「ゆるやせ漢方ダイエット」が、ゆるく、しかし確実にやせていくわけは独自のメソッドがあるから。その基本となっているのが、食行動の改善にあります。

# こんな食行動していない？

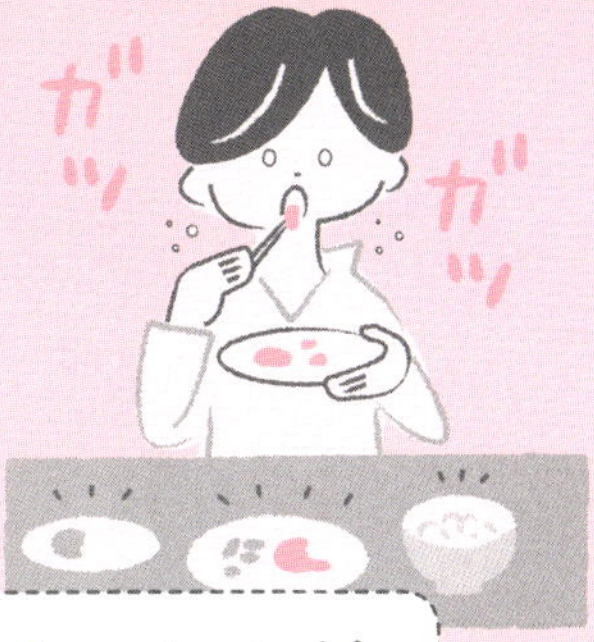


- 太ることへの誤解
- 別腹食べ
- 食いしん坊

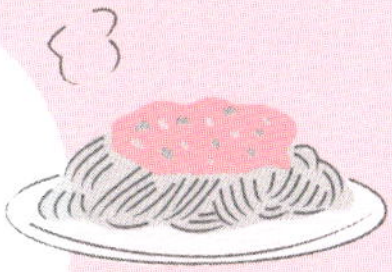

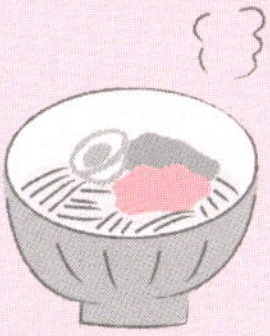

- 糖＆脂質オーバー
- よくない生活習慣
- フードファイター
- ストレス過食

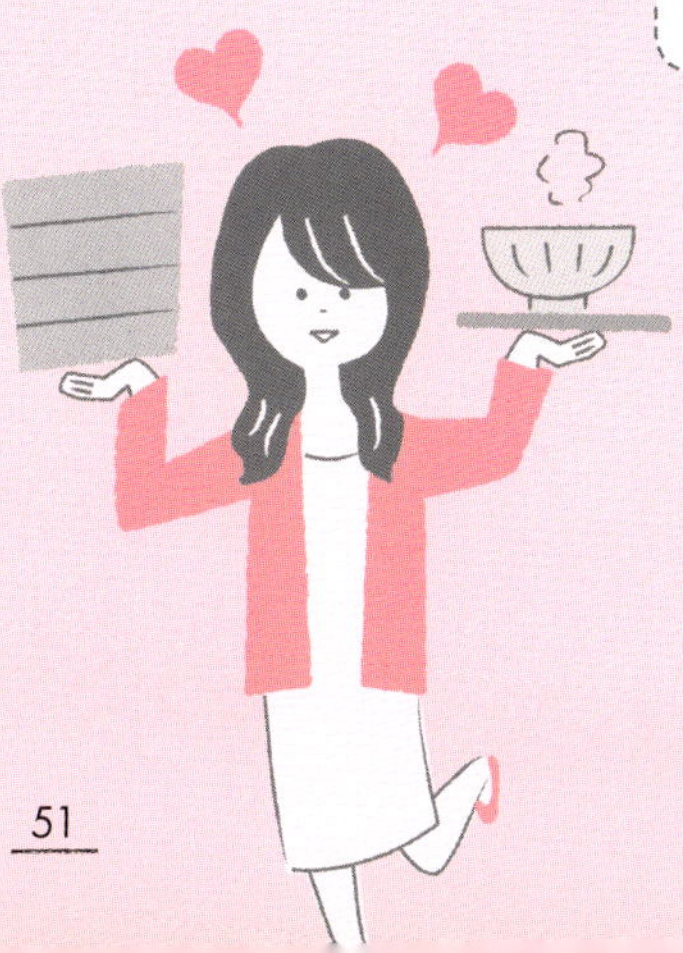

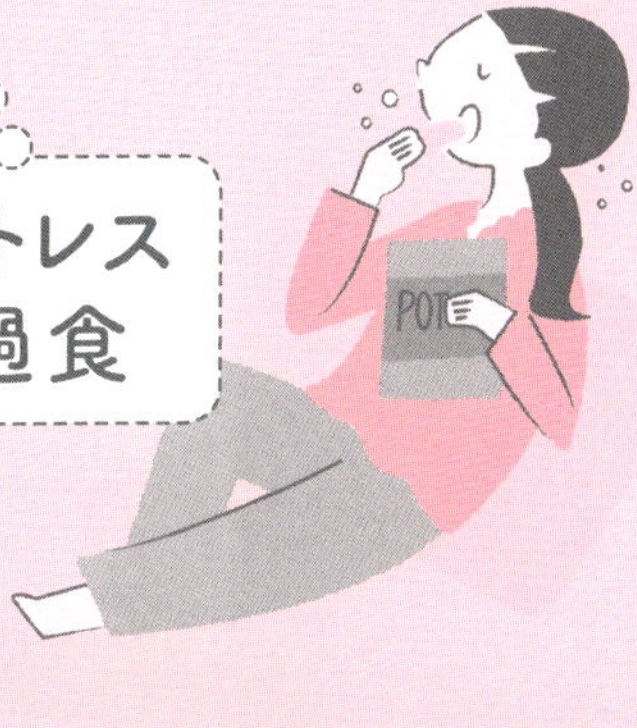

# なぜ太ってしまうの？

人が太る原因は簡単です。それは、消費する以上に食べてしまうから。余った脂質や糖質が体に脂肪として蓄積されて太ってしまうのです。

そんな当たり前のことはだれでも知っているはずなのに、やせたくてもやせられないという人が、私のクリニックに大勢訪れます。太ってしまった理由を尋ねると、食べる量が多すぎたり、甘いお菓子を食べるのを止められなかったり、脂っこい食べ物が好きだったり……と、人それぞれにさまざまな答えが返ってきます。

中には、過去に何度もいくつものダイエットに挑戦したのにやせない、やせてもリバウンドしてしまった、という人もたくさんいます。こうした場合は、やせたいと思いながらも、ダイエットに関する認識がズレていたり、無意識に太ってしまう行動をとっていることがほとんどです。

やせたいのに太ってしまう、ダイエットしてもやせないという人は、まず自分自身の食行動を知ることがとても大切です。そこにこそ、あなたが太る理由が隠れているのです。

私の「ゆるやせ漢方ダイエット」では、まず、太ってしまう原因究明に力を注ぎます。自分でも気づかない、太ってしまう本当の理由や食行動の問題が分かることは、ダイエットの成功にとって欠かせない、とても大切なことなのです。

あなたがなぜやせないのか。この章で謎を解き明かしましょう。

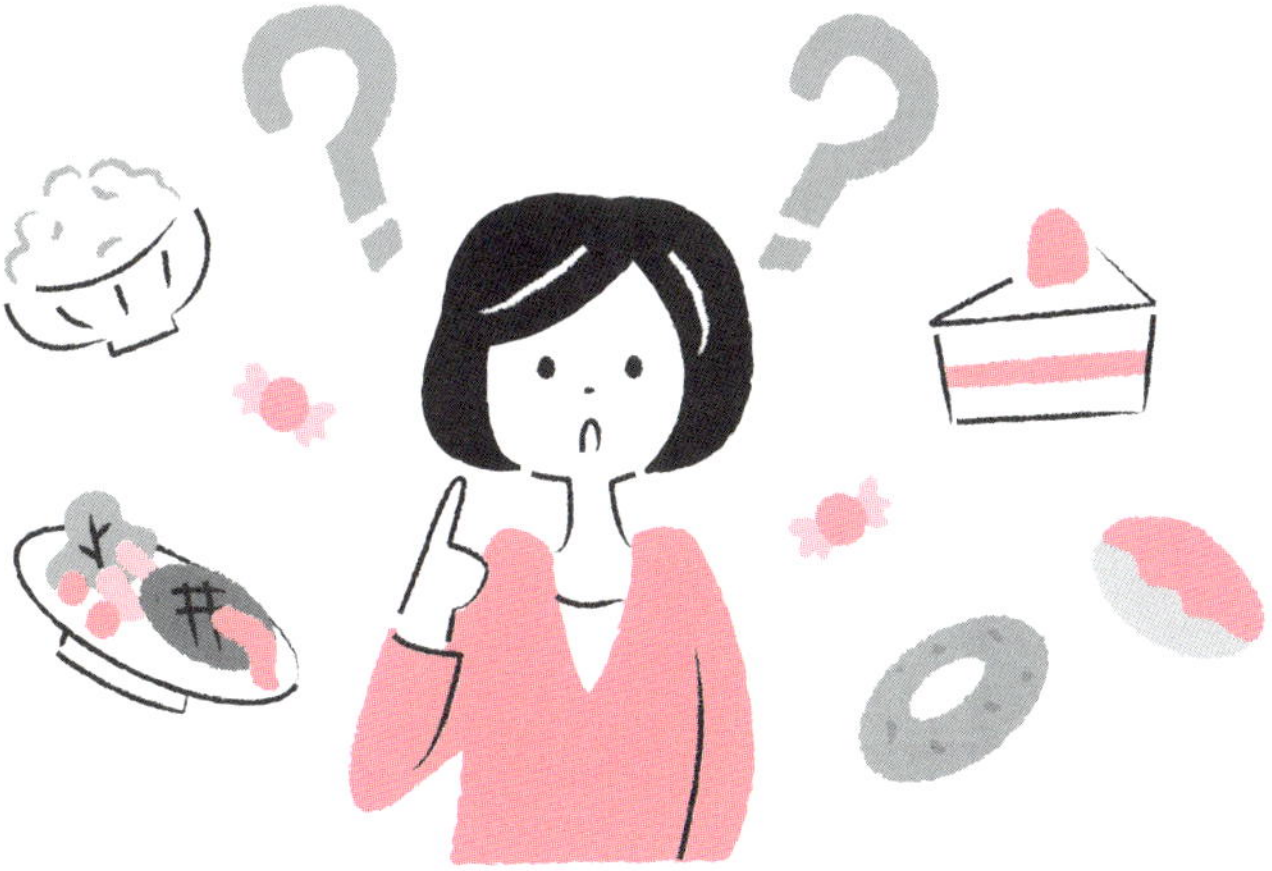

やせたいのに食べてしまうのは、なぜ？

# 食べ過ぎは「食行動の異常」です

誰でも「昨日、食べ過ぎちゃって……」というのはよくあることです。

しかし、やせたいのにひんぱんに食べ過ぎを繰り返しているなら、それはたんなる食べ過ぎではなく「食行動の異常」という範ちゅうに入ってしまいます。

異常というとちょっと驚かれるかもしれません。

しかし、甘いものを食べ出したら止まらなかったり、油の多いスナック菓子を1人で全部食べきってしまう。また食べたばかりでまだお腹がすいてない時でも、だれよりもたくさん食べているような場合は、「正常」とはいえず、満腹の状態が分からなくなっています。

過食を繰り返すうちに、食欲をコントロールする機能である脳の満腹中枢がうまく働かなくなっているのです。そのためいつまでも食べ続けるという状態が、生まれてしまっています。

食べ過ぎることは異常な行動と認識するだけでも、自分の食べ方を見つめ直すきっかけになるものです。「異常なら治さなくちゃ!」と。とはいえ、それまで好きなだけ食べて太ってしまった人にとって、食べることを制限することほどつらいことはないでしょう。

そこで工藤式「ゆるやせ漢方ダイエット」では、一人ひとりが自分の食行動の異常を見つけ出し、できることから修正していく方法でやせていきます。

実践するために大切なことは、自分の食行動の問題に気づいたら、客観的に課題をとらえ、素直な気持ちになって、それまでの思い込みや間違った認識を捨てることです。

そして、食べること自体が悪いのではなく、太るほど食べることに問題があるということに納得し、理解すること。それができたうえで、みずから今までの食行動の異常を正常化していこう、という気持ちが生まれるのです。

# 心と体の不調で食べてしまう

食欲がコントロールできずに食べ過ぎてしまう理由は何でしょう。実はそこには心身の不調が隠れていることがほとんどです。

やせたいのに食べたいというのは、冷静に考えたらとてもおかしいことです。でも、ストレスを多く感じていたり、自律神経の乱れから交感神経が優位になって肩こりがひどかったりなどすると、無意識のうちにたくさん食べて「幸せ物質」といわれるセロトニンを増やそうとします。また、睡眠不足でもグレリンという食欲を上げるホルモンが増え、満腹を感じやすくするホルモンと言われるレプチンが低下し、太りやすくなります。

やせられないのは自分の精神的な弱さのせいではなく、何かしらの心と体の不調からきているのだと気づくことが大切です。

## 太る原因は、こんな心身の不調が原因!

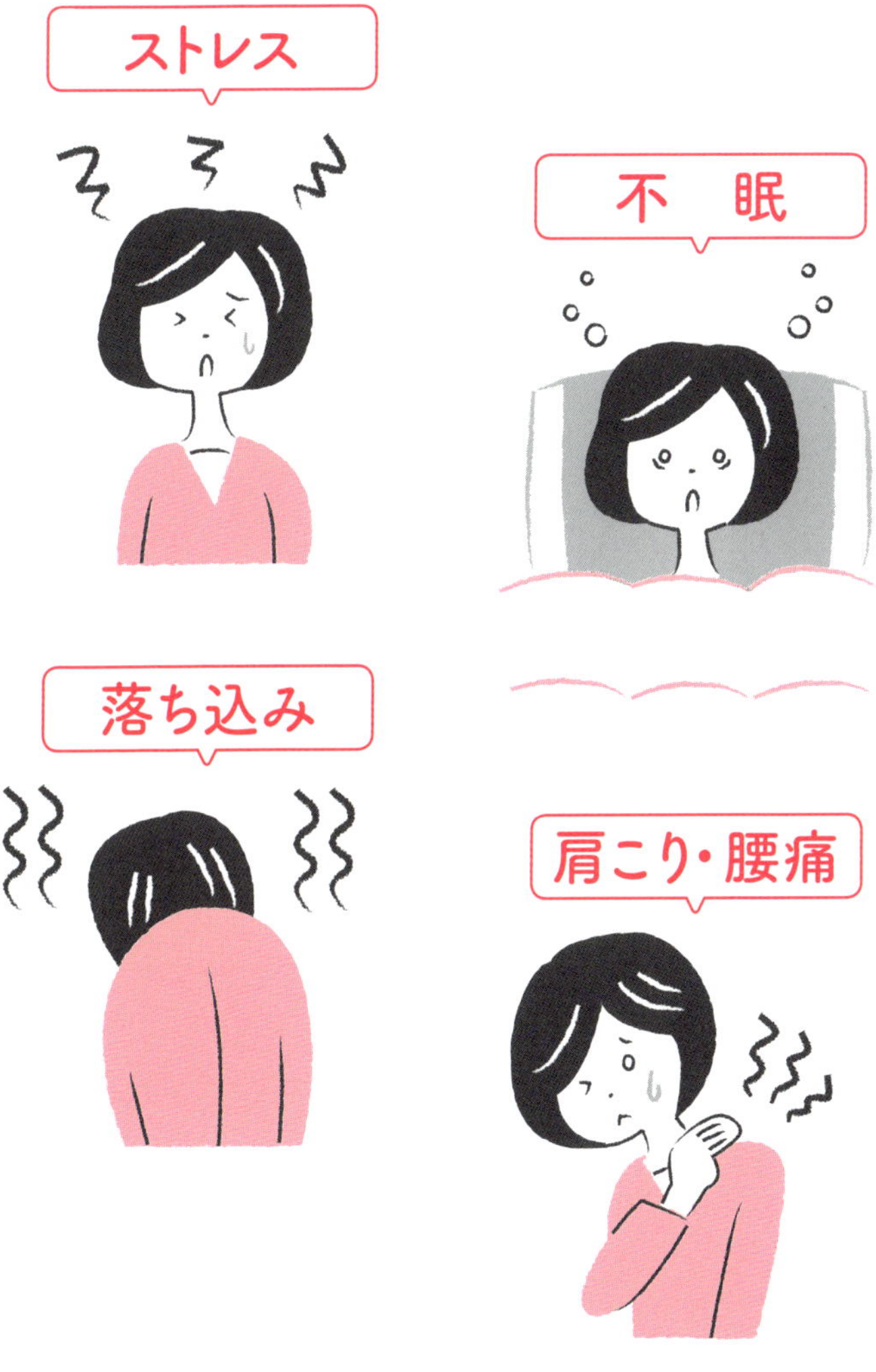

# 一番いけないのは「自己嫌悪」

　ダイエットが失敗する、あるいはリバウンドしてしまうのは、食べすぎてしまったときの自己嫌悪が一番の原因だと考えています。自制心の弱さでも、人一倍食いしん坊だからでもないのです。自分を責めるネガティブな気持ちが、ダイエットには最も悪影響をもたらします。

　たとえば、仕事のストレスから週末に食べすぎてしまった場合、「また食べすぎてしまった」「なんて自分はダメなんだ」と自己評価を下げてしまうと、決まってまた翌日にも過食してしまいます。自己嫌悪が悪循環を生むのです。

　ダイエットに成功するためには、つねに前向き・ポジティブであることが最も重要です。失敗しても何回だってやり直せばいいのです。昨日食べすぎたら、今日からまたがんばろうと、いかに早く気持ちを切り替えられるかが成功のカギを

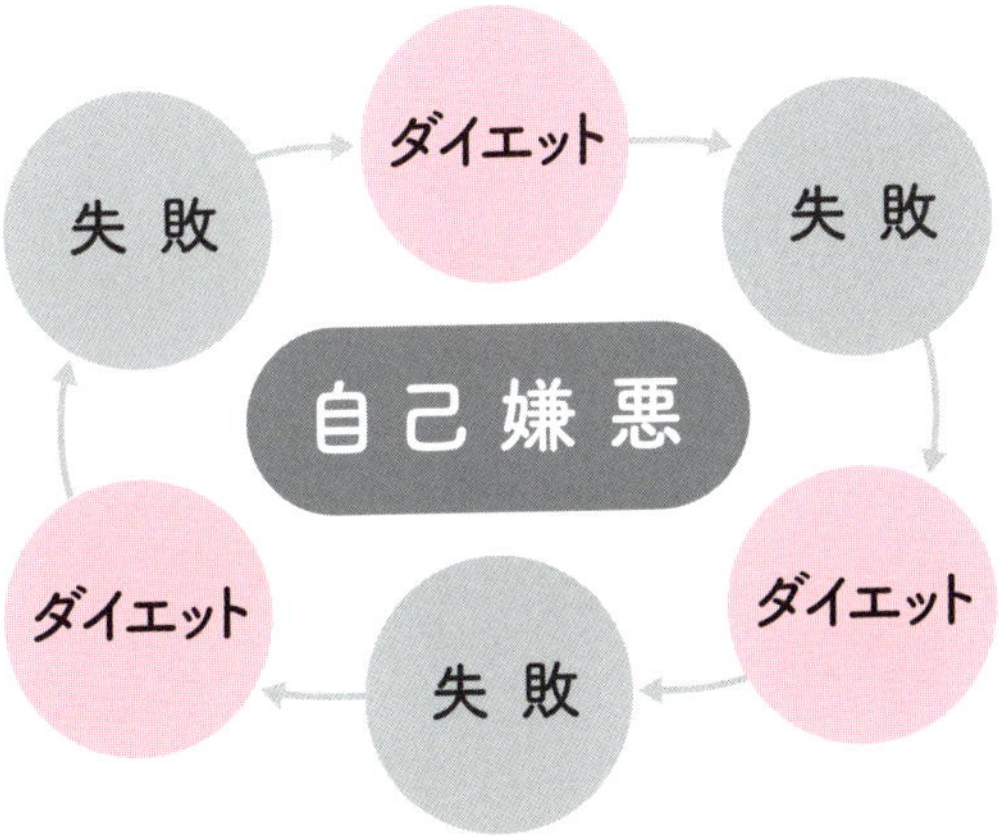


握っています。

私のクリニックでは、患者さんを決して自己嫌悪にしないように、目標もわざとゆるく設定し、順調でなくても明るく、やさしく接しています。

目標に向かってがんばっていると、つい過食してしまう自分を許せないかもしれません。でも、あなたの中にはいろいろな自分がいます。まず、自分を知って、認めて、許してあげることで、長い目で見ると目標の達成に近づくのです。「ゆるやせ漢方ダイエット」では、ゆるく、でも確実にやせるためには「自分にもゆるく！」とお伝えしておきます。

## 「認識のズレ」に気づくことも大切です

ダイエットに失敗してしまいがちなケースとして、太っている理由を間違って認識していることも大きな要因の1つです。

一番多いのが、「運動不足だからやせない」というもの。人は運動不足だけでは決して太ることはできません。その証拠に、足腰が弱って寝たきりになっている人で太っている人はほとんど見かけませんよね。

たしかにハードな運動をすればやせますが、1kg落とすために必要な消費カロリーはフルマラソン2回分です。こんなに効率が悪いのですから、かなりの運動好きでない限り運動によるダイエットは挫折してしまうのです。

また、「太りやすい体質だからやせない」という人も多くいます。これは無意識のうちに食べすぎていたり、太りやすい食べ方をしていて、それに気づかず体

## ダイエット失敗の大きな原因は？

- 運動不足
- 太りやすい体質
- 甘いものが好き
- 脂っこいものが好き
- お酒がやめられない　など

**こんな認識のズレています！**

質のせいにしてしまっているパターンです。

他にも「甘いものが好き」「脂っこいものが好き」「お酒がやめられない」など、太っている理由として思っていることは、人それぞれでさまざま。でも、それらの認識はすべてズレています。運動不足や嗜好《しこう》に関係なく、食べ過ぎや、飲み過ぎが問題なのです。

結論として、太っているのは100％過剰摂取が原因ということです。これらの認識のズレを正すだけでも、ダイエットに大きな効果があります。まず間違った認識を捨て、正しい理解のもとでダイエットをスタートさせてください。

# 「工藤式」ゆるやせダイエットがやせるわけ

私のダイエット・メソッドがやせる特長の1つは、独自に考案した工藤式の「食行動療法」にあります。

一般的な肥満治療で行なわれるのは、摂取カロリーを減らす「食事療法」と有酸素運動などを行なう「運動療法」ですが、ハードな食事制限や毎日の運動はつらく、結果として途中で挫折することが多くなってしまいます。こうした経験がトラウマとなって、「ダイエットはつらく苦しいもの」「なかなか成功しないもの」というイメージになっているのでしょう。

一方、工藤式の「食行動療法」は、誤った思い込みや食行動を修正して、自分から無理なく食べる量を減らしていく方法です。行動療法とは、まず自分の状態を知り、具体的な指標をもとに、その人自身が主体的に行動できるようにする治療法です。

そのためにはまず、自分が太った原因をチェックシートで客観的に理解することが重要になります。そのうえで、太ってしまう行動からやせる行動へ、自発的に修正していくようにします。

毎日の正しい食行動が定着することで確実にやせていき、さらに体調もグンとよくなります。

気持ちも明るく毎日が楽しくなるため、ダイエット成功後も「やめたくない」「ずっと続けていきたい」と言う人がほとんどです。

長くゆるーく続けられ、リバウンドすることなく、一生太らない生活を手にすることができるのです。

## からアプローチ

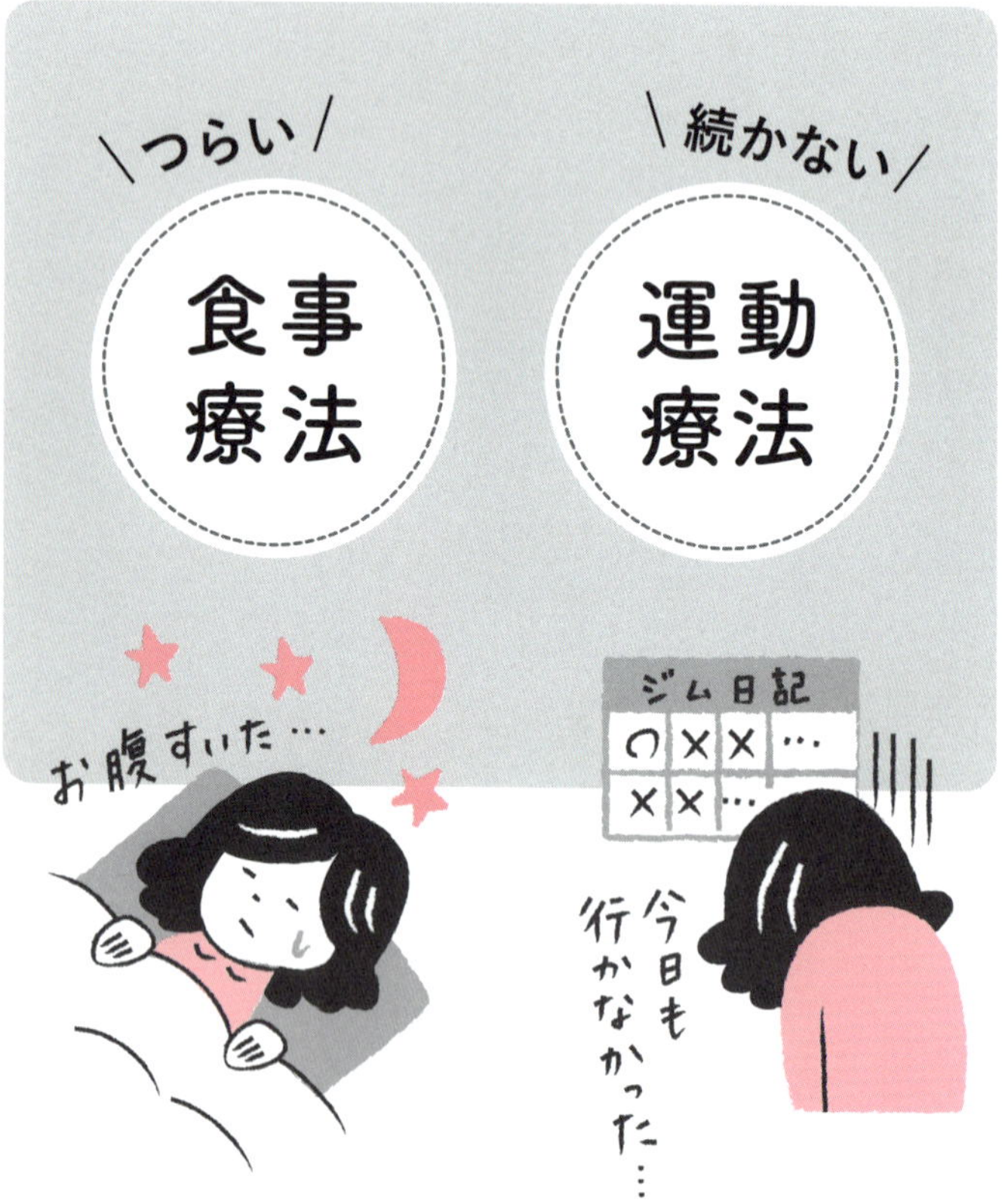

＼つらい／
食事療法
＼続かない／
運動療法
お腹すいた…
ジム日記
○ × × …
× × …
今日も行かなかった…

# ダイエットを食行動

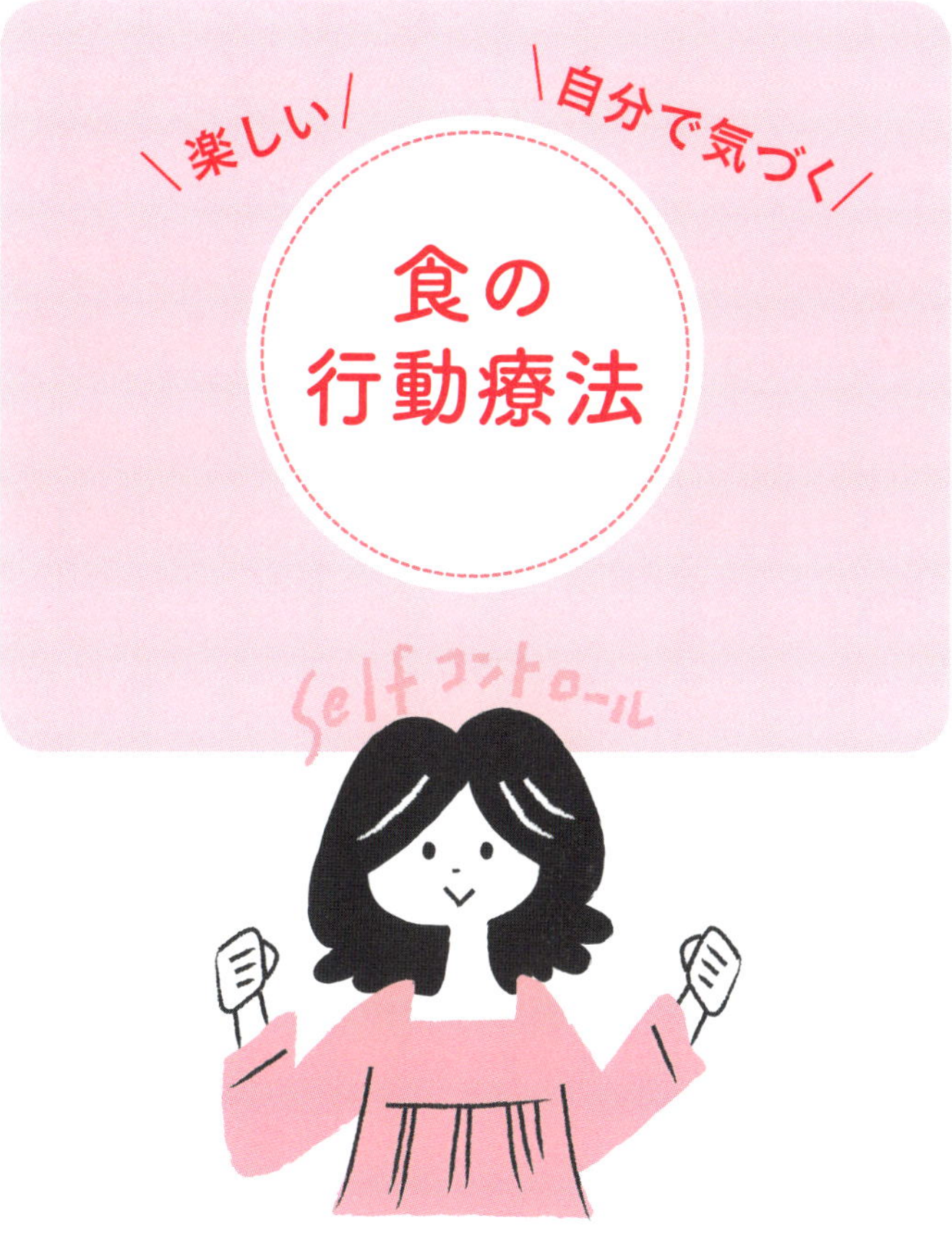
＼楽しい／
＼自分で気づく／
食の
行動療法
selfコントロール

# 自分の食行動を知ろう

自分では太らないよう努力しているつもりでも、成果が上がらないという人は、「どうしてやせないの?」と悩む前に、太る原因となっている自分の食行動を知りましょう。太ってしまう人は、無意識のうちに太りやすい行動をとっていることがほとんどです。

仕事で何か問題が起きたときに、調査・分析してから解決方法を考えるのと同様です。自らをアセスメントしてこそ、次の行動に移ることができます。食行動を修正することで確実にやせられます。食行動を知ることとの具体的なメリットとしては、太ることに対する認識のズレや間違った思い込みに気づけ、また自分の食べ方の問題やクセが分かります。

そして、何より問題行動を知ることで、正しい食行動を知ることができます。

## 食行動を知るメリット

- ダイエットの認識のズレや思い違いに気づける
- 自分の食べ方のクセが分かる
- 自分の食べ方の問題点に気づける
- やせる食行動がイメージできるようになる

# 食行動質問票でチェックしてみましょう

食行動を知るための簡単なツールとして、私のクリニックでは「ダイエット弱点克服シート」という質問票を使っています。これは日本肥満学会が作成した『肥満症診療ガイドライン2016』にある「食行動質問票」をもとに項目を絞ったものです。

チェック項目は、A～Gまでの6つ。次ページからより分かりやすいチェックシートと詳しい説明を載せていますので、ぜひチェックして、自分の食行動の問題を見つけてください。

このチェックシートの質問に答えるだけで、気づかなかったあなたの食行動とクセが、明らかになります。

# 自分の
# 食行動のクセを
# 知りましょう！

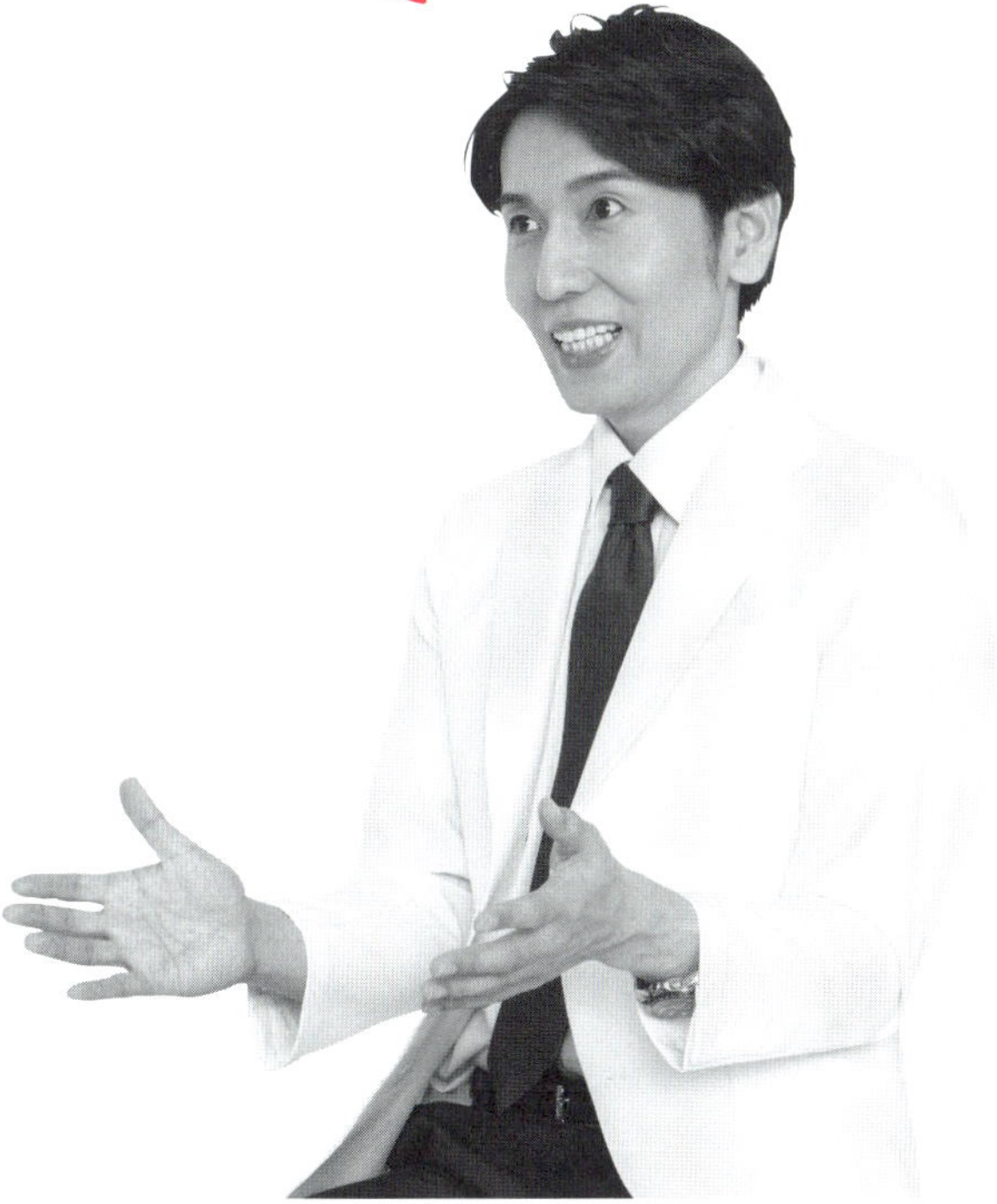

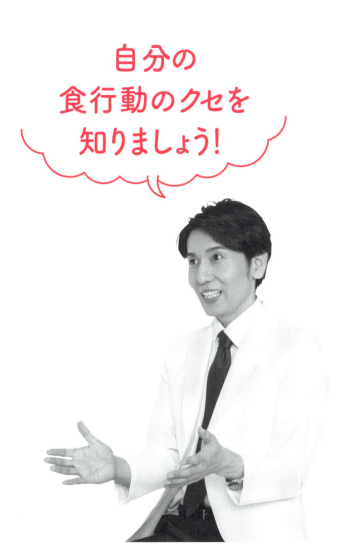

# 食行動チェックシート

あなたの知らない食行動や
認識の落とし穴をきっと発見できます

## 食行動チェックのルール

ぜんぶでCheck Ⓐ～Ⓖの7つの項目から、各3問出題しています。日ごろ思っていることや、している行動にどのくらい当てはまるかを考えて、以下の点の数字を□に入れましょう。

| | |
|---|---|
| そうだ | 4点 |
| どちらかと言えばそうだ | 3点 |
| たまにそう思う（する） | 2点 |
| そんなことはない | 1点 |

□点

3問の答えの合計が10点以上なら、その項目にあなたの食行動の問題が潜んでいます。

※このチェックシートは、工藤内科のダイエット外来で使用している「食行動質問表」の中から、代表的な項目をピックアップしました。「食行動質問表」とは、日本肥満学会が太っている人の行動を調査し作成したもので、専門家による肥満の原因分析に広く使われています。

Check

A

Q1　　点

## 太るのは運動不足のせい

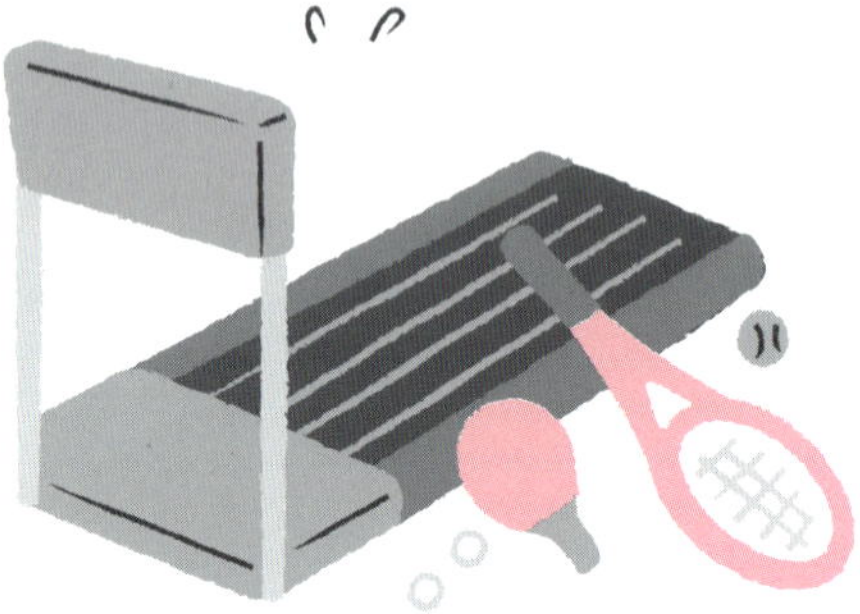

Q2　　点

## 太るのは甘いものが好きだから

Q3　□点

# 水を飲んでも太る体質だ

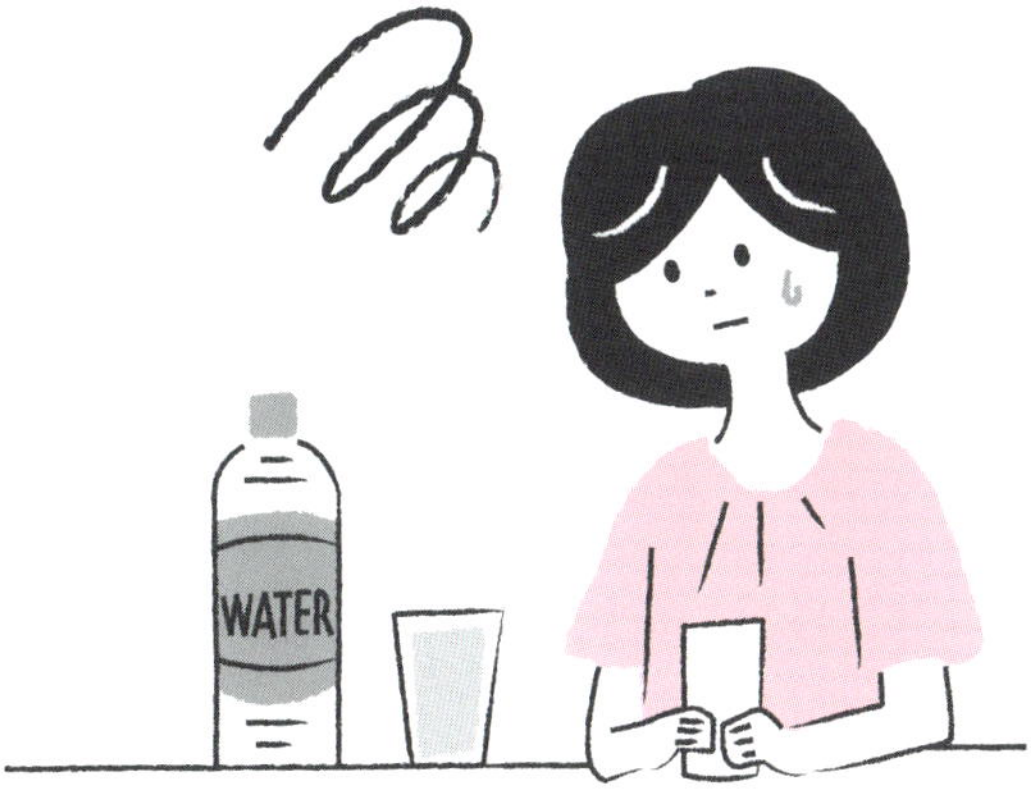


**あなたの点数は？**

| | |
|---|---|
| そうだ | 4点 |
| どちらかと言えばそうだ | 3点 |
| たまにそう思う（する） | 2点 |
| そんなことはない | 1点 |

合計　□点

10点以上なら次のページを要チェック

＼その認識、間違ってます！／

# 誤解・思い込みタイプ

食行動チェックでAに当てはまった人は、ダイエットに関する認識のズレがあり、間違った思い込みで日々ストレスを感じています。

太ってしまうのは、運動が嫌いだったり、スイーツに目がないことではなく、ましてや努力ではどうにもならない体質のせいでもありません。理由は簡単。ただただ、食事の量の問題なのです。

体重は素直で、食べる量が消費する量よりも多ければすぐに増えてしまいます。やせたければ食べる量を減らすこと。やせない理由をそれ以外のことにしていた人で、認識が間違っていたことに気づき、意識が食へ向かうと、それだけで数kgやせてしまう人もいます。

ダイエットの成功は食行動を正すこと。それに尽きるといってよいでしょう。

Q 太るのは運動不足のせい

# A1 運動不足で太ることはありません

スポーツが苦手な人や、忙しくて運動の時間が取れない人は、「太るのは運動不足のせい」と思っている人が多いようです。でも、実はこの認識は大きな間違いです。

実際、運動することでやせることはできます。しかし、逆に運動不足のせいで太るということはありません。日本人の約75%が運動不足と言われていますが、肥満の割合は約25%。運動していなくても太っていない人がたくさんいるのです。

しかも、運動で1kgやせるためには、なんと2回のフルマラソンが必要です。ダイエットとして考えると運動は大変効率が悪いのです。

やせるために運動は必要ありません。このことを知っただけで、5kgやせた患者さんもいるくらいです。

A2

Q 太るのは甘いものが好きだから

# 甘いものに罪はない！ 問題は食べ方です

ダイエット中にスイーツは厳禁！と思っていませんか？　でも、甘いもので太るのは、食べる時間と量が間違っているからです。

甘いものを食べるとセロトニンという「幸せホルモン」が出ます。そのため、甘いもの好きな人は、一日の疲れが出る夕食後にスイーツが欲しくなるのです。しかし、夜は脂肪を増やすホルモンが活発になる時間帯です。太らないためには、できるだけ昼間、「三時のおやつ」の時に少量を食べるようにしましょう。

また、中には「甘いものを食べだしたら止まらないんです」という人もいます。そういった場合は、肩を触るとガチガチだったりします。これは、肩こりから体がセロトニンを求めている状態で、肩こりの漢方を出すと衝動がおさまります。

甘いものを食べ過ぎる場合は、心と体の不調に目を向ける必要があります。

Q 水を飲んでも太る体質だ

A3

# 「太りやすい」と思う人ほど食べています

よく「水を飲んでも太るんです」という人がいます。これは「食べてないのに太ってしまう太りやすい体質」と言う意味ですね。

しかし、よく考えてみると、それがもし本当なら、世界の食糧問題はいっきに解決してしまいます。

水を飲むと、代謝が正常ならば、数時間後に汗や尿としては排出されてしまいます。残念ながら、0カロリーの水を飲んで太ることはないのです。

私のダイエット外来では、1日4回体重を量ってグラフにつけ、食べた量を意識してもらうようにしています。すると、太りやすい体質だと思っている人ほど、無意識のうちにたくさん食べていることに気づきます。太ってしまう理由がわからないときは、記録をつけて、食べている量を自覚するようにしましょう。

Check

# B

Q 1 　　点

## 余った料理はもったいないと食べる

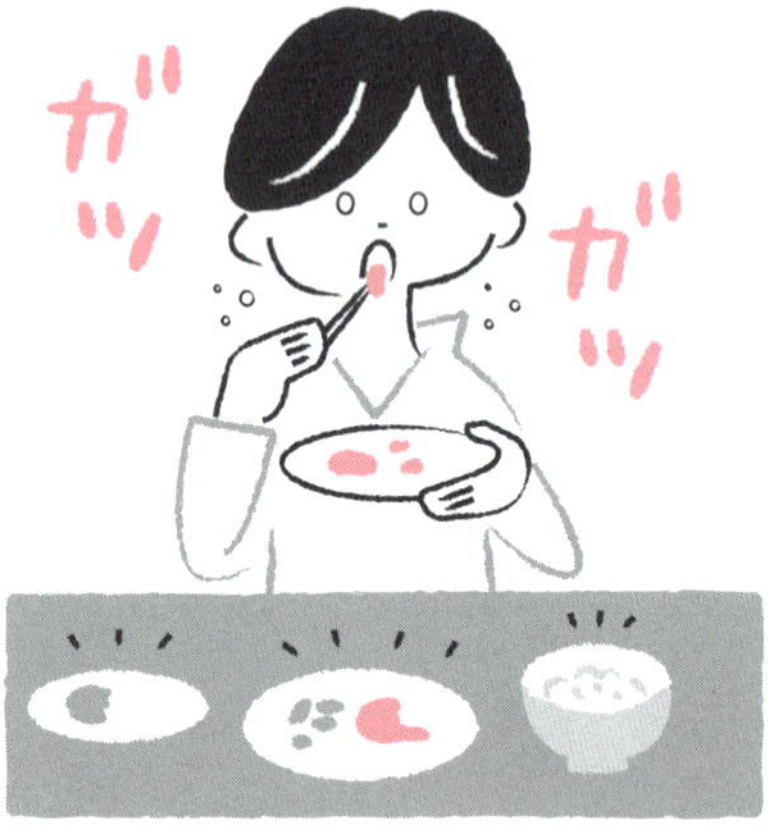


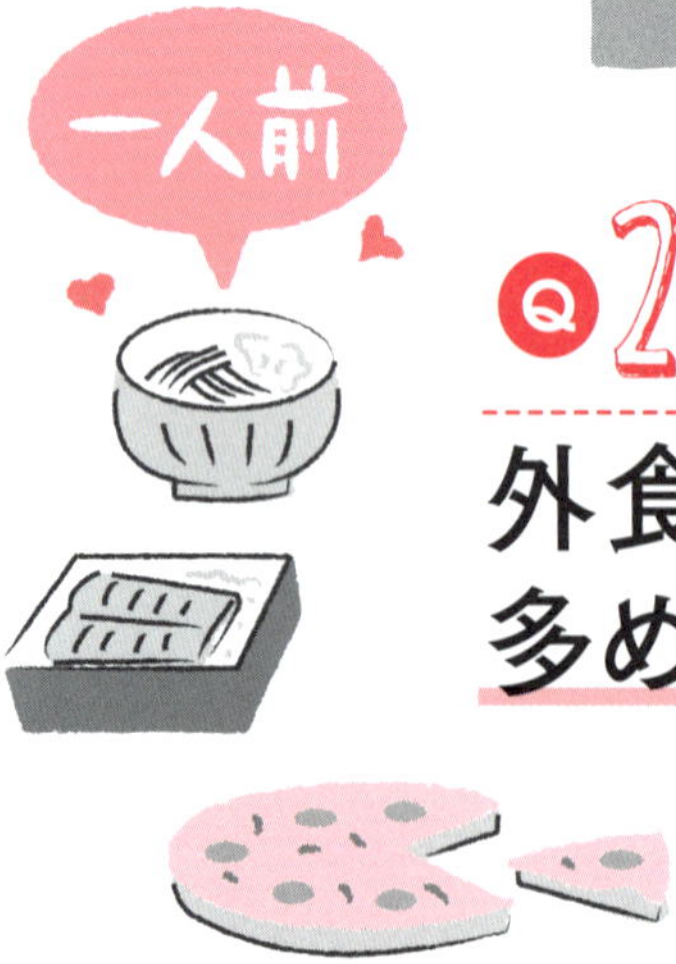


Q 2 　　点

## 外食や出前は多めに注文する

Q3 　　点

# おいしそうなものは予定外でも買う

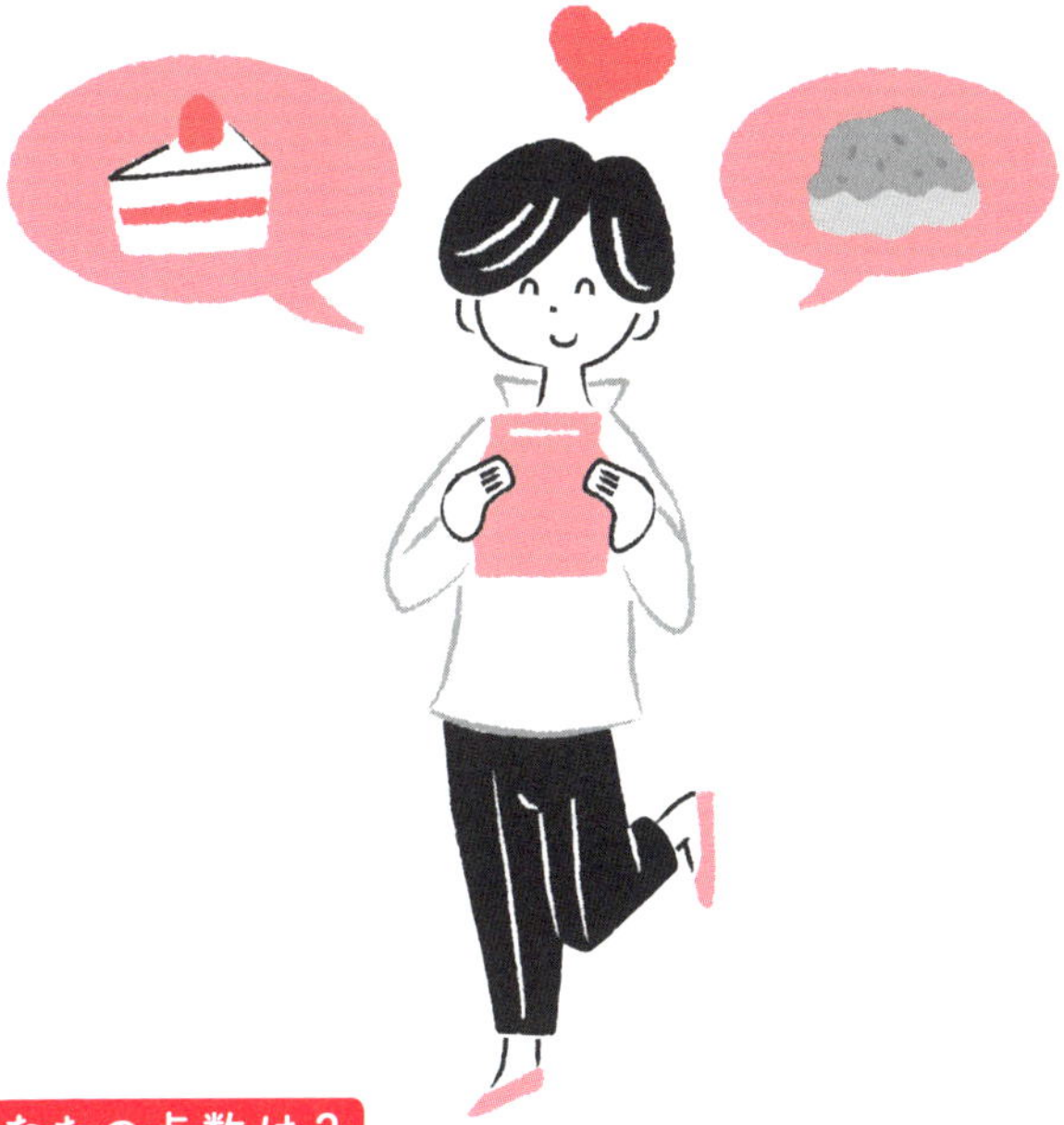

**あなたの点数は？**

| | |
|---|---|
| そうだ | 4点 |
| どちらかと言えばそうだ | 3点 |
| たまにそう思う（する） | 2点 |
| そんなことはない | 1点 |

合計　　点

10点以上なら次のページを要チェック

Check
B

## 口ぐせは「もったいない」
# 食いしん坊タイプ

食行動チェックでBに当てはまった人は、食べ物がたくさんないと不安に感じ、少しでも食べ物が余ったら「もったいない」ことを理由に、満腹でも食べてしまいがちです。

ダイエットの基本は、空腹が満たされたら食べるのをやめることです。太っている人は、腹八分目でもおなかがすいた状態だと思い込んでいます。ましてや満腹なのに食べていたら、当然太ってしまいますね。

まず、周囲にあふれる食べ物の量を減らして、本当に空腹のときだけ食べる習慣をつけましょう。

そのためには、買い物の時に余分な食べ物は買わない、料理を作りすぎないことから始めてみましょう。

Q 余った料理はもったいないと食べる

A1

# ダイエットで「もったいない」はNGワード

冷蔵庫はいつもぎっしり。賞味期限が近づくと無理して食べたり、料理も多めに作っては家族の食べ残しや余りものを満腹でも食べてしまう。

そんな、「もったいない」が口ぐせで食べ過ぎてしまう人はやせられるはずがありませんね。

子供のころから「食べ物を粗末にしてはいけない」と育てられて、食べ物を残すことに罪悪感がある人もいるのでしょう。

でも、食べ過ぎで太ることは、脂肪をお金で買っているようなものともいえます。そちらのほうがもっと「もったいない」はずです。

一度、思い切って買う量を減らしてみると、それまでいかに買いすぎ、作りすぎていたのかに気づくことでしょう。

Q 外食や出前は多めに注文する

# A2 足りないくらいが、ちょうどいいのです

食べ足りないことへの不安感が強い人ほど、外食や出前を頼むときに必要以上にたくさん注文してしまいます。そして結局余って、残すことができずに食べ過ぎてしまいます。

しかし、食事はその1度きりではありません。足りなければ後から追加で注文もできますし、食べ終わってすぐは物足りなくても、時間がたてば気にならなくなることはよくあります。

食べ過ぎを防ぐには、「足りなかったらどうしよう」から「足りないくらいでちょうどいい」と意識を変換することが大切です。

よくないのは満腹になるまで食べること。お腹がすいてもやり過ごすことで心と体も慣れて、やがて空腹への不安も感じなくなります。

Q おいしそうなものは予定外でも買う

A3

# 予定外に食べるのは、予想外に太ります

買い物で、初めて見るおいしそうなものが売っていたり、安くなっていたりすると、必ず買ってしまうという人がいます。

「好奇心が旺盛だから」「流行に敏感だから」「グルメだから」。理由はいろいろあると思いますが、その予定外に食べることを繰り返すと、知らないうちに脂肪が蓄積し太ってしまうのです。

スーパーなどに買い物に行くときは、あらかじめ買うものをリストアップして、それ以外の食べ物は思いつきで買わないと決めましょう。後日やっぱり食べたいと思ったら、買い物リストに入れて購入します。計画的に買い物することは、思った以上にダイエットに効果があります。

Check

# C

## Q1

点

## 身の回りにいつも食べ物を置いている

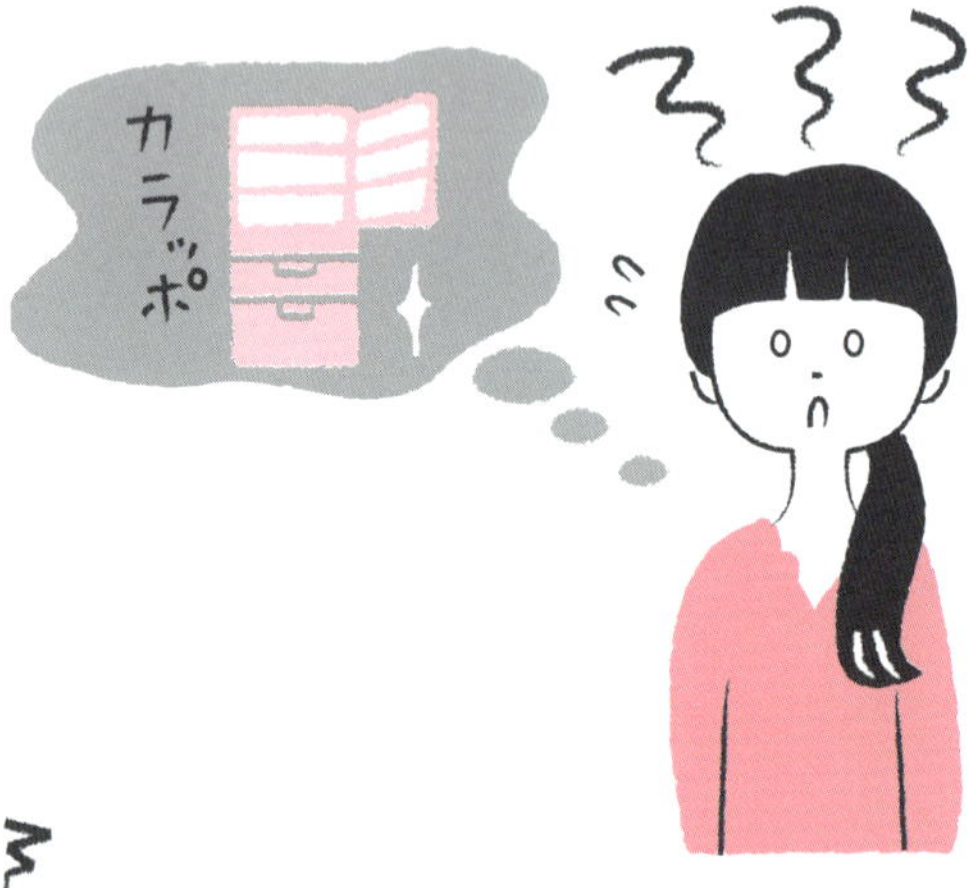


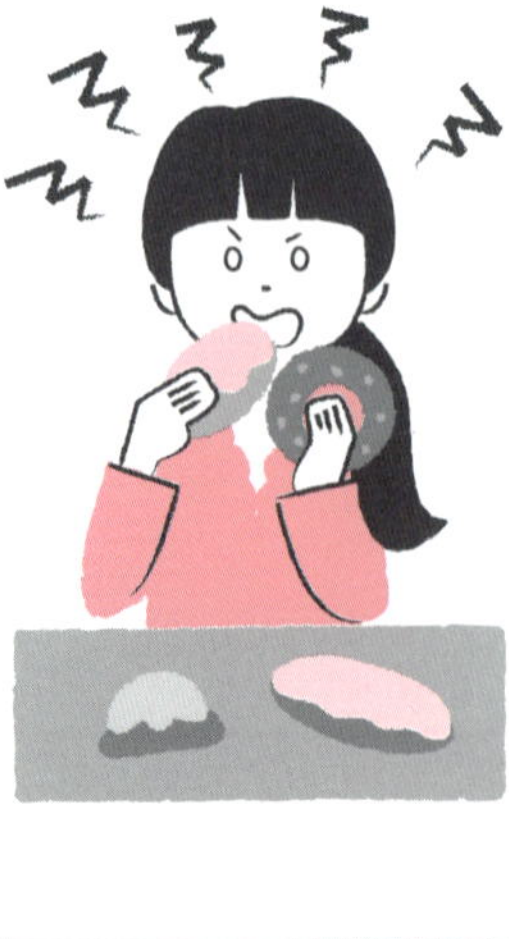

## Q2

点

## イライラしたり、心配事があると食べてしまう

## Q3 　　点

# 何もしていないとつい食べてしまう

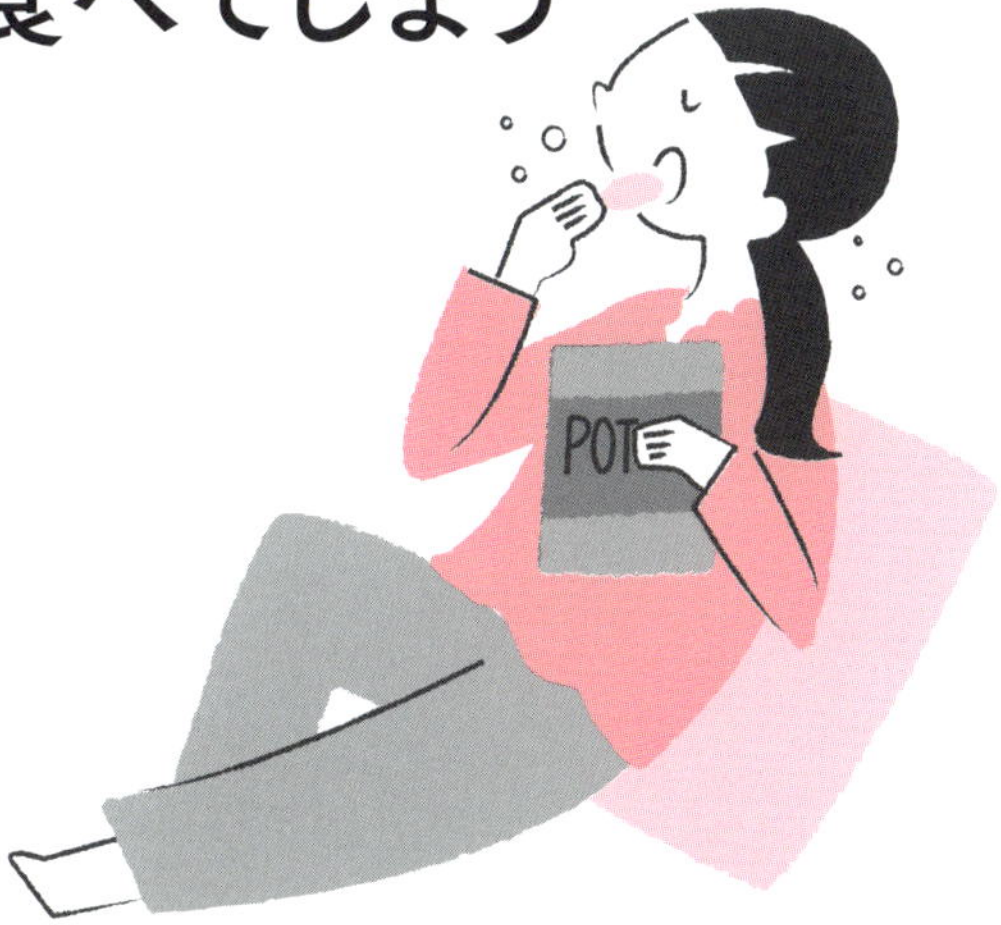


### あなたの点数は？

| | |
|---|---|
| そうだ | 4点 |
| どちらかと言えばそうだ | 3点 |
| たまにそう思う（する） | 2点 |
| そんなことはない | 1点 |

合計 　　点

10点以上なら次のページを要チェック

Check

C

／食べてイライラを解消／

# ストレス過食タイプ

食行動チェックでCに当てはまった人は、仕事や人間関係のストレスを食べることで発散してしまい、後から自己嫌悪に陥りがちです。

ストレスが溜《た》まると過食に走るのは、食べることで「幸せホルモン」といわれるセロトニンが分泌されるからです。イライラを食べることで紛らしていると、やがて食べものに依存するようになり、自己嫌悪からまた食べる悪循環に陥って太ってしまいます。

太る原因が、特にこうしたメンタルの問題が強い場合は、漢方で心を整えながらダイエットすると効果的です。ストレスが軽減することで体調が改善し、心がコントロールしやすくなれば、自然に食べ過ぎが抑えられ、ゆっくりでも確実に体重が減っていきます。

A1

Q 身の回りにいつも食べ物を置いている

# いつだって太る準備はできている!?

家の中に食べ物がたくさんないと落ち着かなかったり、バッグの中にはつねにお菓子やパンなど、何らかの食べ物を入れて持ち歩いていて、いつもちょこちょこ食べ続けている場合、食べることへの執着が強く、食への依存がある可能性があります。

いつでも食べ物が口にできる環境ですから、ちょっとしたヒマができたり、ほっと一息ついたとき、あるいはイライラや体調の悪さを感じると、すぐにモグモグが始まってしまいます。

目の前に食べ物があると、すぐ手を伸ばしてしまいがちの人は、まずは手が届くところにある食べ物を減らすこと。そして、空腹を感じていない時は食べない意識を持ちましょう。

Q イライラしたり、心配事があると食べてしまう

## A2 ストレスと食べ物はセットメニューにあらず

私も気持ちが繊細な方で、仕事や人間関係で疲れたり、ストレスが頂点に達すると過去にドカ食いしてしまった経験があり、イライラすると食べてしまう、その気持ちは理解できます。

人間ですから、たまにドカ食いしてストレスを発散しても仕方ないですが、いつも何か口に入れていないと落ち着かないという人は、食べることへの依存性が高くなっている状態といえます。

また、ストレスや心配事から睡眠不足になると、グレリンという食欲ホルモンが分泌されて食べ過ぎてしまいます。夜遅くまで起きているとたくさん食べてしまうなら、いつもより30分早く寝るように習慣づけて、脳内の疲労を取るようにしましょう。

Q 何もしていないとつい食べてしまう

# A3 「食べるのが趣味」はもう卒業を

ストレスを感じると食べ過ぎてしまう人は、食べることへの依存から、少しでも時間があると、無意識に食べ物で気を紛らせてしまいます。

予定のない休日にひっきりなしにお菓子やスイーツを食べてしまったり、ソファに寝転がって、DVDや動画を見ながらスナックをポリポリ、平日は家に帰ると、ビールとスナックで寝る直前まで1人宴会……。こんな食習慣ではとてもやせられませんね。

食べたり飲んだりすること以外に、趣味やリラックスできることを見つけましょう。

ゆっくりお風呂に入ったり、アロマや音楽、好きな映画をじっくり楽しむなど、味覚以外の五感を刺激するとよいでしょう。

Check

# D

Q1 □点

## たくさん食べてしまった後で後悔する

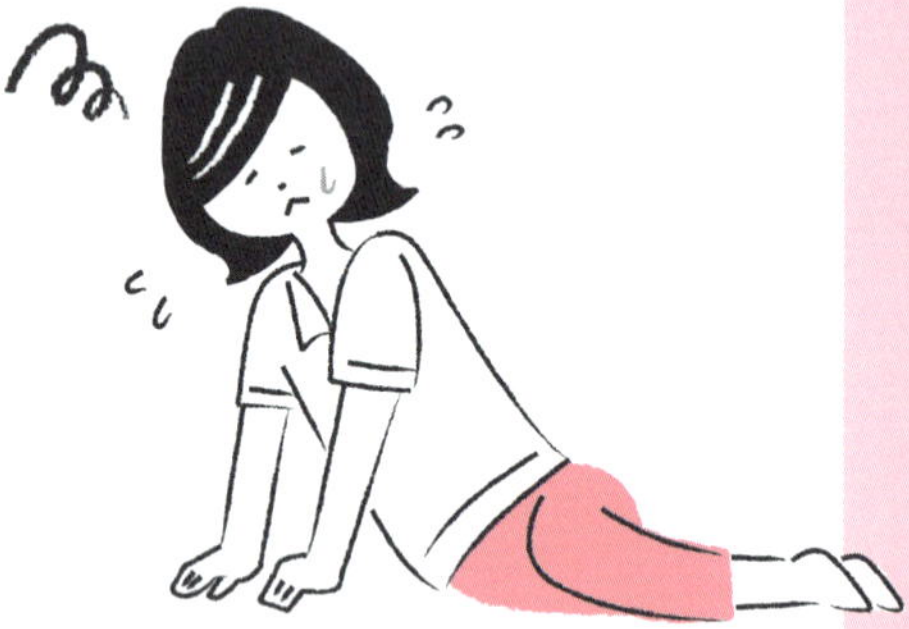

Q2 □点

## お腹いっぱい食べないと満足感を感じない

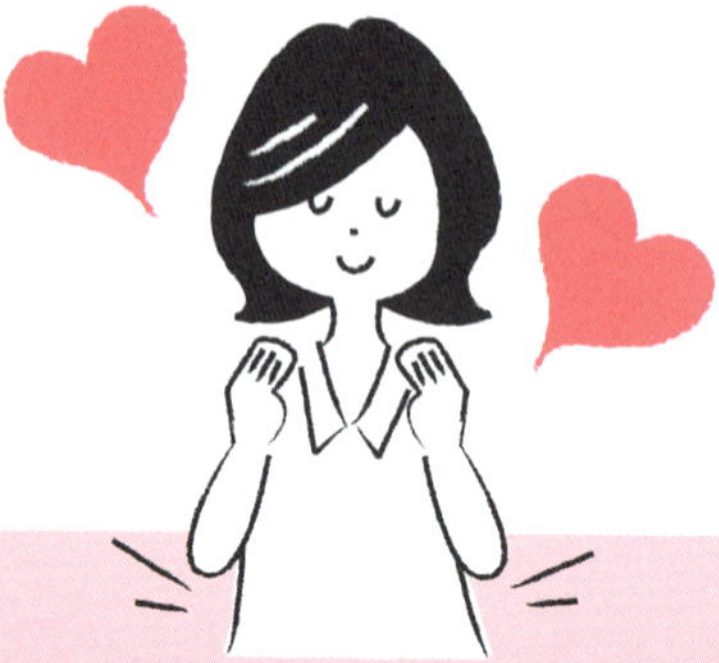

Q3 □点

# 食前にお腹がすいてないことが多い

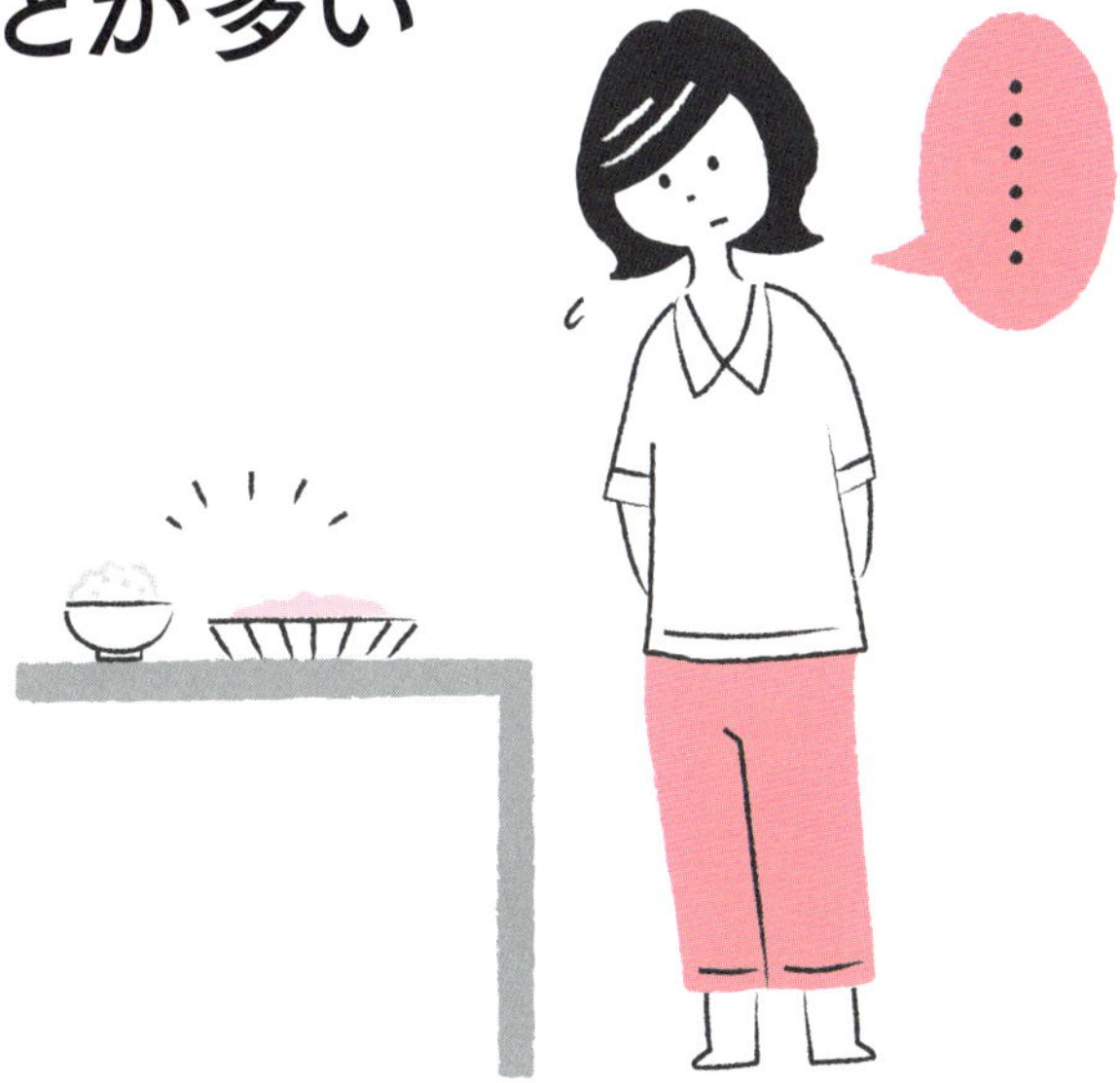

あなたの点数は？

| | |
|---|---|
| そうだ | 4点 |
| どちらかと言えばそうだ | 3点 |
| たまにそう思う（する） | 2点 |
| そんなことはない | 1点 |

合計 □点

10点以上なら次のページを要チェック

Check

D

／食事は満腹になってから？／

# 好きなものは別腹タイプ

食行動チェックでDに当てはまった人は、満腹感や空腹感が分からなくなっていて、食べ物を出されたらとにかく食べてしまいます。「ケーキは別腹」「お寿司は別腹」と言って、たくさん食べた後なのに好物だからとぺろりと平らげてしまうのも、このタイプです。

通常、人は満腹になったらそれ以上食べられません。無理してお腹がいっぱいになってからも食べることを繰り返していると、やがて満腹感が分からなくなって、いつまでも食べてしまうようになってしまいます。

食事は空腹を感じてから食べるようにし、空腹が満たされてきたら食べるのをやめましょう。空腹以外のときは、食べない。満腹になるまで食べないのが、太らない食べ方です。

Q たくさん食べてしまった後で後悔する

# A1 流されるままに食べていませんか？

満腹が分からなくなっていると、「食事の時間だから」「みんなが食べるから」「せっかく出してくれたから」と、周囲の状況に合わせ、勧められるがままにどんどん食べてしまいます。

そうして食事の後に冷静になってよく考えてみると、とんでもない量を食べてしまっているので、心だけでなく、胃も体も重くなり、後悔と自己嫌悪の連続になります。

食べ始めたら腹三分目から腹八分目を意識して、空腹感が消えたらそこでストップ。食べる量は目の前の食べ物でなく、自分自身と相談して決めるようにしましょう。

A2

Q お腹いっぱい食べないと満足感を感じない

# やせている人は満腹まで食べません

太っている人とやせている人の違いは、食べ方にあります。やせている人は、空腹を感じてから食事を始め、空腹が消えたら食べるのをやめます。満腹までは食べません。

空腹とはどういう状態かというと、お腹がグーっと鳴る音が一つの合図になります。お腹が鳴るのは空腹期収縮といって、十二指腸から分泌されるホルモンによって胃が収縮するからです。

収縮するのは胃の中にある食べ物の残りかすを掃除するため。そう知ると、お腹の音もなんだが気になりませんね。胃の掃除が終わるのに少し時間がかかりますから、グーっと鳴ってしばらく時間をおいてから食べるとよいでしょう。

空腹の音は食事の合図なのです。

Q 食前にお腹がすいていないことが多い

# A3 空腹になるまで食べない習慣を

太っている人とやせている人の差は、食事をするタイミングにあります。やせている人は空腹になってからしか食事をしません。

特に間食が多い人は、食事の時間になっても空腹でないことが多いですね。それでも満腹が分からなくなっているので、必要以上に食べ過ぎてしまいます。

そもそも食前とは、空腹の状態であることが前提です。食事の時間にお腹がすいていないときは、空腹になるまで食べるのを待つか、おかずだけ食べるなどして満腹にならないように工夫しましょう。

食事は空腹を感じてから食べ、空腹感が満たされたら、満腹でなくても食べるのをやめる。これがやせている人の太らないための「やせグセ」なのです。

## Q1　□点

## 早食いである

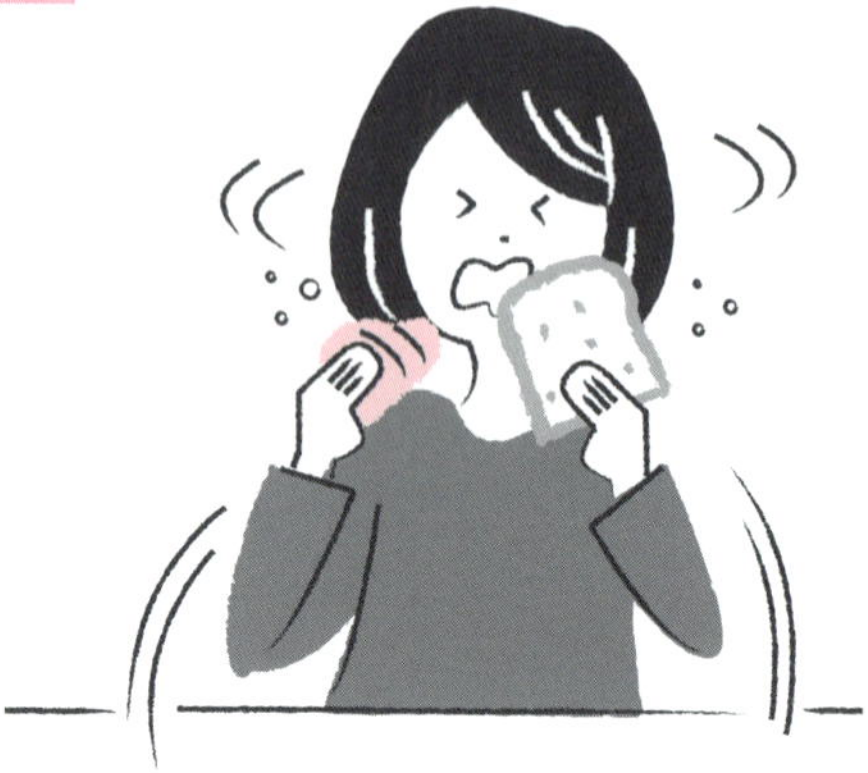

## Q2　□点

## よく噛まない

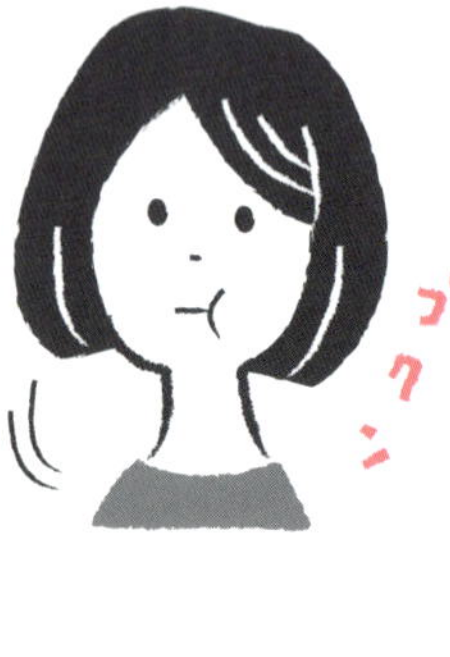

Q3 □点

# 人から「よく食べるね」と言われる

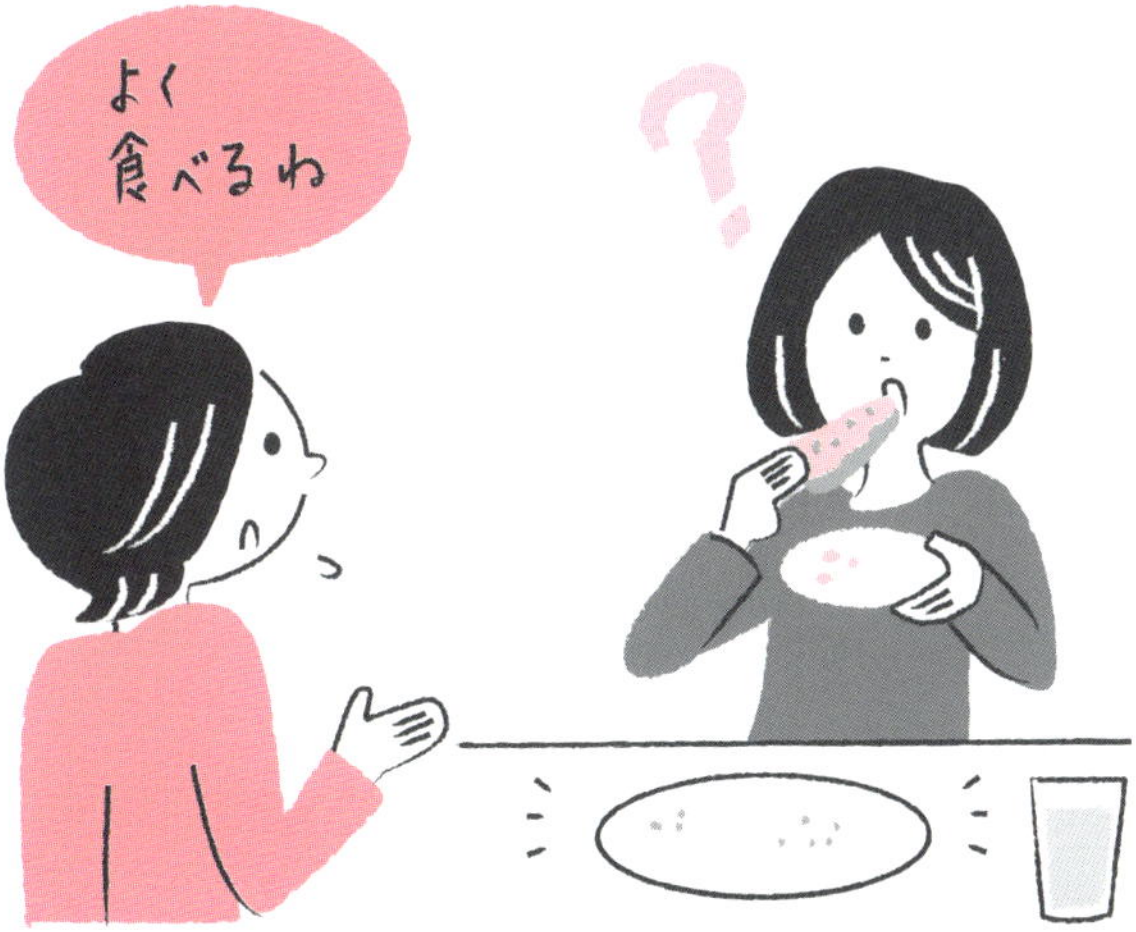


**あなたの点数は？**

| | |
|---|---|
| そうだ | 4点 |
| どちらかと言えばそうだ | 3点 |
| たまにそう思う（する） | 2点 |
| そんなことはない | 1点 |

合計 □点

10点以上なら次のページを要チェック

Check

E

＼早食い&大食漢で赤信号!!／

# フードファイタータイプ

食行動チェックでEに当てはまった人は、早食いと大食いという、最も脂肪を溜め込みやすいパターンです。テレビで見かける、大食いのフードファイターの食べ方を毎回しているのと同じです。

また、せっかちな性格だったり、時間がないからと急いで食事をする人も、結果的に人よりたくさん食べてしまいます。

特に、早食いは噛《か》む回数が少ないことから、脳の満腹中枢が刺激を受けにくく大食いになりがちです。しかも、早食いすることで、血液中のブドウ糖が急増することで血糖値が急上昇。余分な糖質を溜め込むことを繰り返すことで脂肪を増やしてしまうのです。

まずはゆっくり噛んで「一口ごとに箸を置く」ことから始めてみましょう。

Q 早食いである

A 1

# スピード違反は満腹信号を見落としがち

大食いの人はたいてい早食いです。それは、脳の満腹中枢に伝わる前にどんどん食べてしまうから。

満腹中枢は、食事中にお腹がいっぱいになったサインを出す、脳にある中枢神経で、噛むことの刺激や血糖値の上昇をキャッチして、食事にブレーキをかけてくれます。

忙しくてゆっくり食べている時間がないからと早食いの人もいますが、そこまでして無理に食べる必要はありません。食べる時間が短いなら、1回で食べようとせず、2~3回に分けて食べるとよいでしょう。

やせたいなら食事のスピード違反は厳禁です。

A2

Q よくかまない

# 30回噛むために、ひと口ごとに箸を置く

食べるときによく噛まないのも太っている人の特徴です。早くたくさん食べるためには、ゆっくり噛んでいる暇《ひま》はないからかもしれません。

でも、きっと子供のころから「一口食べたら30回噛んで」と言われてきたかと思います。消化吸収のためにもよく噛むことと分かっていても、なかなか実践するのは難しいようです。

そこで私のクリニックでは「一口ごとに箸《はし》を置く」という指導をしています。一口食べたら、箸置きでもよいですし、食器の端にでも箸を必ず1回置きます。この行動で、意識しなくてもゆっくり、よく噛んで食べることが定着します。

箸を置くことを始めただけで体重が4～5kg落ちる人もザラにいます。ぜひ試してみてください。

Q 人から「よく食べるね」と言われる

# A3 1人前のイメージがズレていませんか？

外食では、いつもご飯はお替りするか大盛、麺類にご飯をつけたり、人一倍食べた後にデザートは特大のパンケーキ……。

そんなあなたが、もし一緒に食事をしている人に「よく食べるね」と言われたら、それは誉め言葉ではありません。

「嫌味になるから言うまい」と思っていても、我慢できずについ出てしまった相手の本音なのです。

レストランや定食屋さんなどの外食で、出てくる1人前が少ないと感じていたら、食べ過ぎの習慣が定着している可能性があります。やせたければ、まずは出された1人前の食事をゆっくり時間をかけて、よく噛んで食べることから始めてみましょう。それが本来の食事の量なのです。

Check

# F

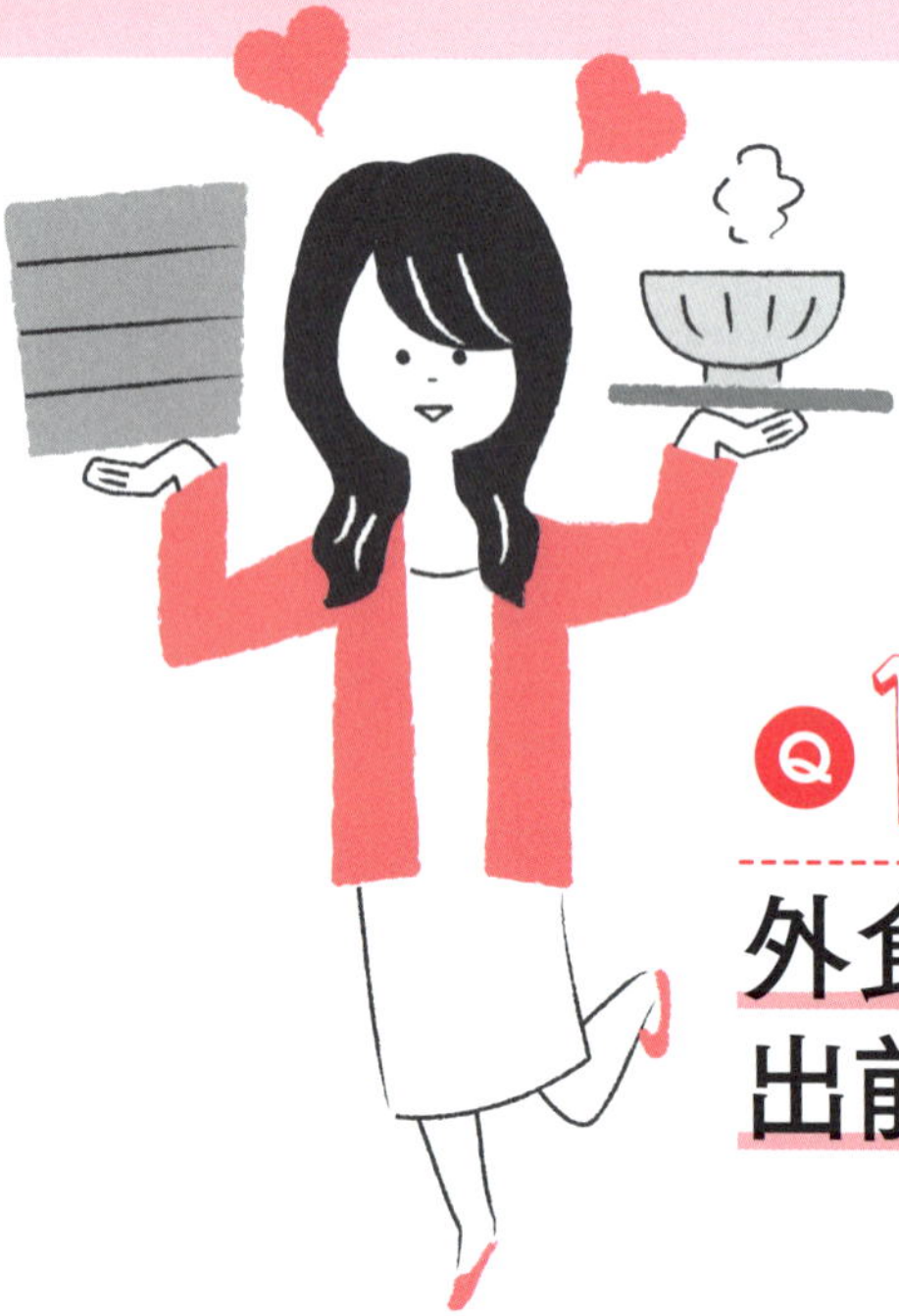

Q1 □点

## 外食や出前が多い

Q2 □点

## 菓子パンをよく食べる

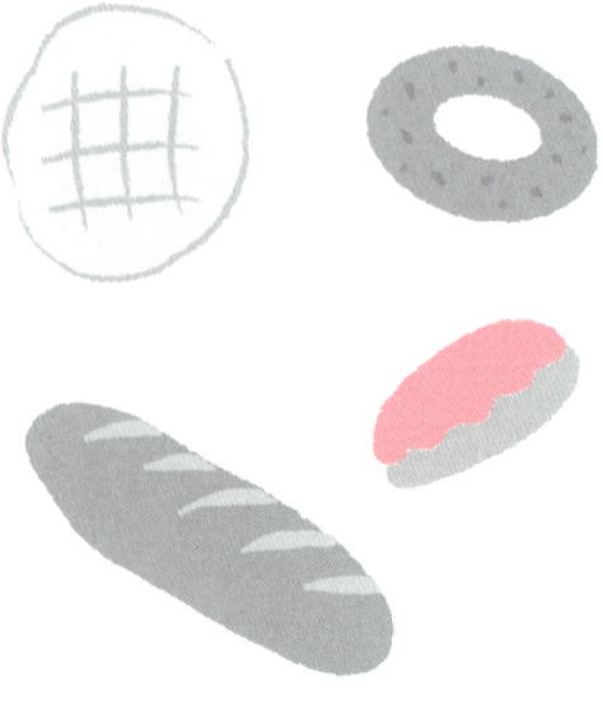

## Q3

□ 点

# 麺類が好き

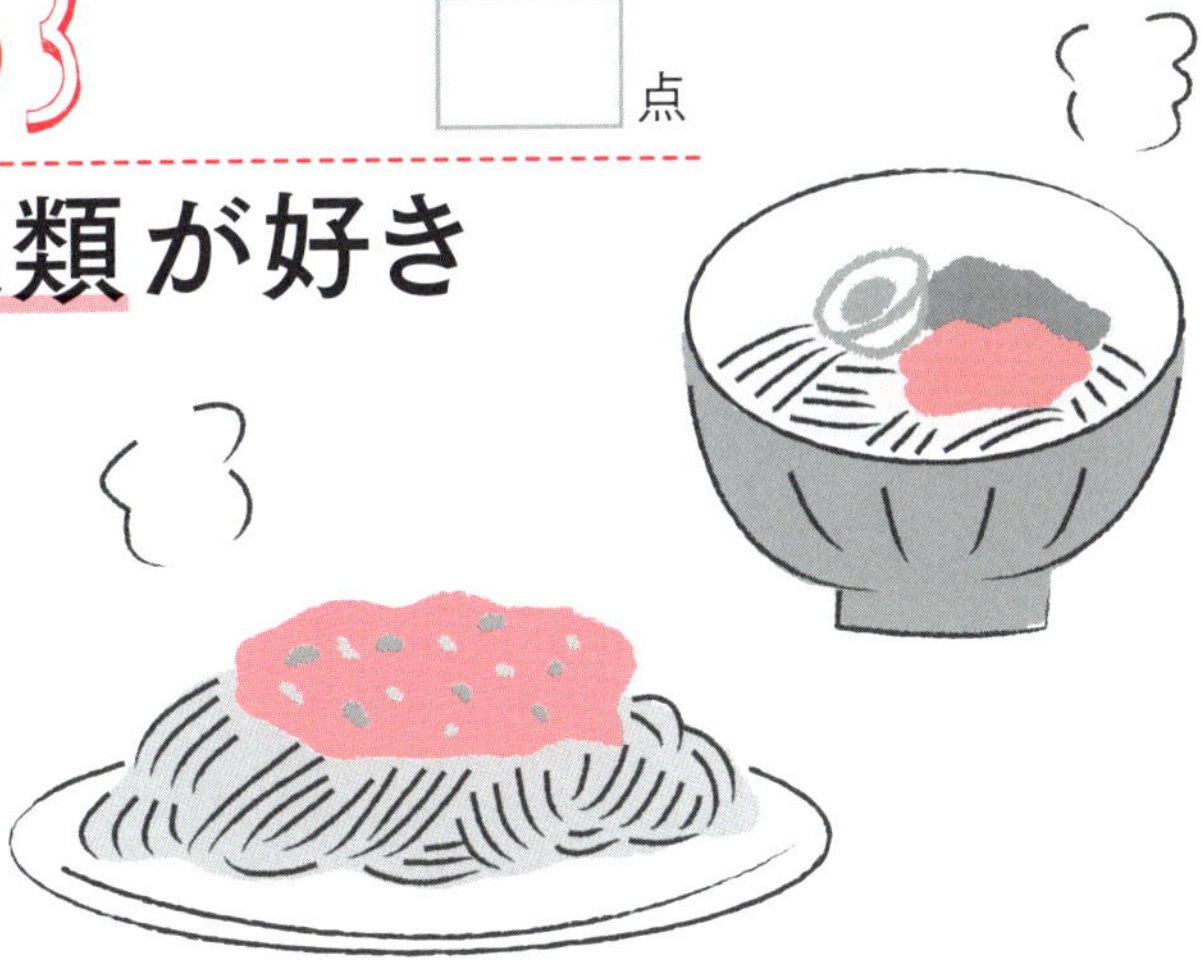

**あなたの点数は？**

| | |
|---|---|
| そうだ | 4点 |
| どちらかと言えばそうだ | 3点 |
| たまにそう思う（する） | 2点 |
| そんなことはない | 1点 |

合計 □ 点

10点以上なら次のページを要チェック

Check

F

太りやすい食べ物が大好き！

# 糖質・脂質過剰タイプ

食行動チェックでFに当てはまった人は、日ごろから手作りの食事が少なく、外食や菓子パンやファーストフード、麺類を多く食べているため、糖質や脂質の摂取が過剰になっています。

これらの食品は手軽に満腹感が得られ、価格も高くないため、つい手が伸びてしまいがちですが、糖と脂肪には依存性があります。毎日過剰にとっていると、野菜などが不足し、太るだけでなく生活習慣病も心配です。

とはいえ、最近流行した、まったく糖質をとらない厳しい糖質制限ダイエットは、私はお勧めしていません。糖質も大切な栄養素ですら、消費しやすい朝に少量とるようにしましょう。

要は、糖質と脂質は食べ過ぎの衝動をコントロールすることが課題なのです。

Q 外食や出前が多い

# A1 簡単に食べられるものほど糖と脂肪が高め

仕事が忙しく、料理をする時間がないときは外食が多くなり、出かける暇もなければケータリングや出前を頼んでしまう人もいるでしょう。中には単に料理があまり得意でないことが理由の人もいて、特に一人暮らしなどの場合は、「簡単にお腹を満たすことができさえすればよい」と考えてしまいがちです。

しかし、ファミリーレストランをはじめ洋食系のお店は、ハンバーグやパスタなど、糖質と脂質が多くカロリーも高いメニューが主流です。ハンバーガーなどのファーストフードも脂肪分が多く、依存性の高い食べものです。

また、出前もピザや丼物など、糖質の多い単品に偏りがちで、太ってしまう原因になります。

Q 菓子パンをよく食べる

A 2

# 菓子パンはパンでなく、大きなスイーツ

甘党の人の中には、菓子パンを食事代わりに食べている人を見かけます。菓子パンはほとんどが糖質の大きなお菓子ですから、栄養的にも問題がありますし、何よりそれではやせられるわけがありません。

とはいえ、ダイエットするからと言って、甘いものは一生食べちゃダメということはないのです。やせるためだけに、大好きなお菓子が食べられないなんて悲し過ぎますよね。

ダイエットに取り組んで、体重が落ち着き、自分で食欲をコントロールできるようになれば、何を食べてもかまわないのです。誘惑に負けて食べてしまい自己嫌悪になるスイーツから、胸を張って堂々と味わえるスイーツへ。どちらがおいしいかは、想像できますよね。

Q 麺類が好き

## A3 あっさり味でも、麺類はほとんどが糖質

そばやうどん、パスタなどの麺類が大好きで毎日食べているという人は、野菜やたんぱく質が不足しがちで、糖質がオーバーになってしまいます。

さらに麺類は食べやすいため早食いになりやすく、消化吸収も早いので、特に脂肪を蓄えやすい食べものの一つです。

最近はインスタント食品や冷凍食品が進化し、家庭でも手軽に本格的な麺料理が食べられるようになりました。

しかし、その手軽さが落とし穴なのです。麺類のメニューでは、その中身のほとんどが「麺＝糖質」。

味付けがあっさりしているメニューでも食べ過ぎていると、瞬く間に太ってしまいます。

## Q1 □点

### 朝食を抜くことが多い

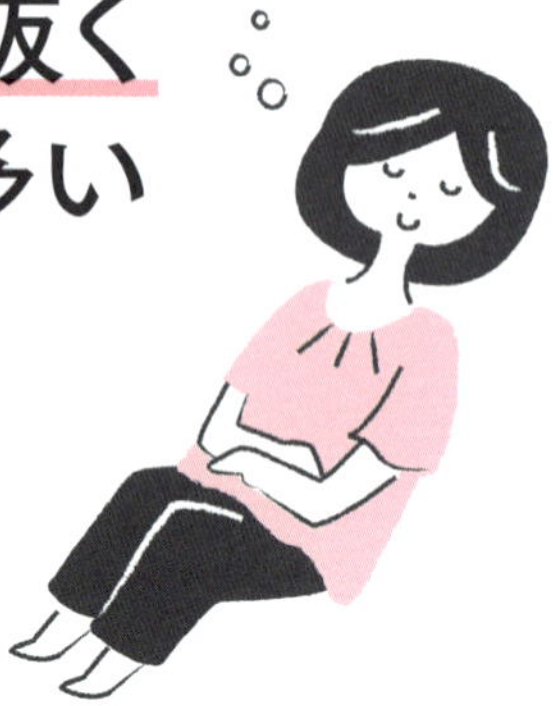

## Q2 □点

### 夕食をとる時間が遅い

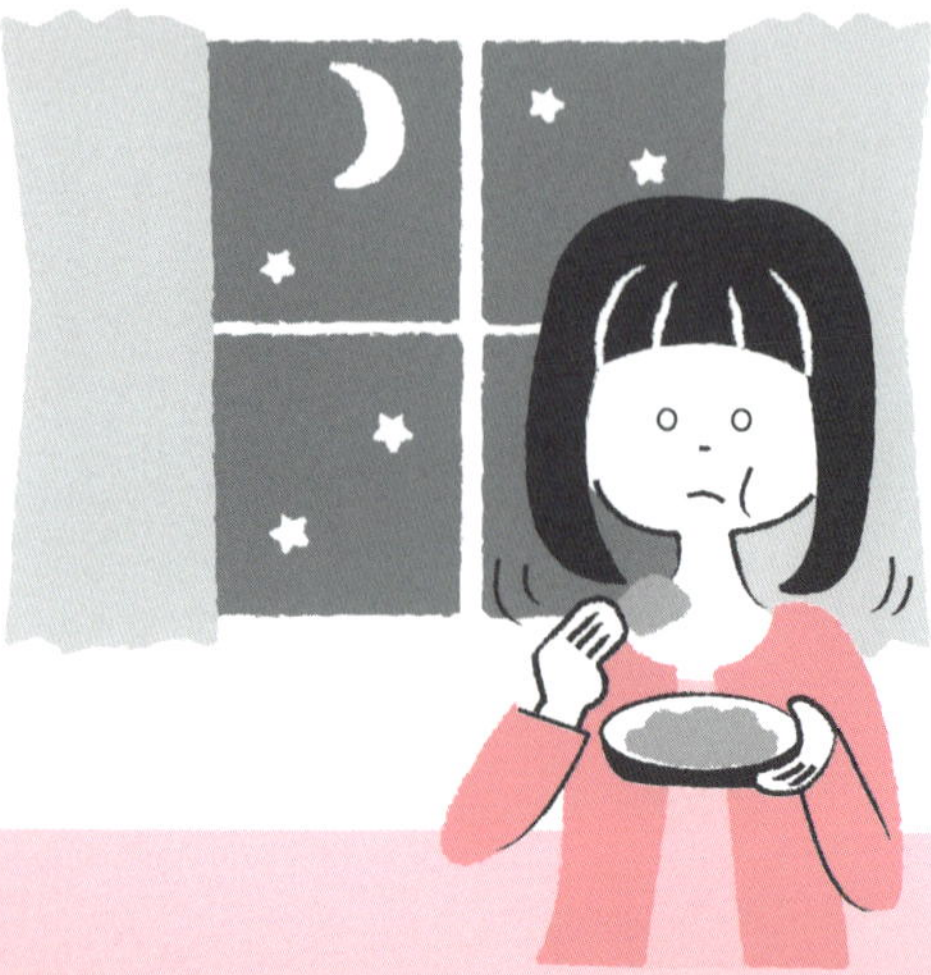

Q3　□点

# 夕食の量が最も多い

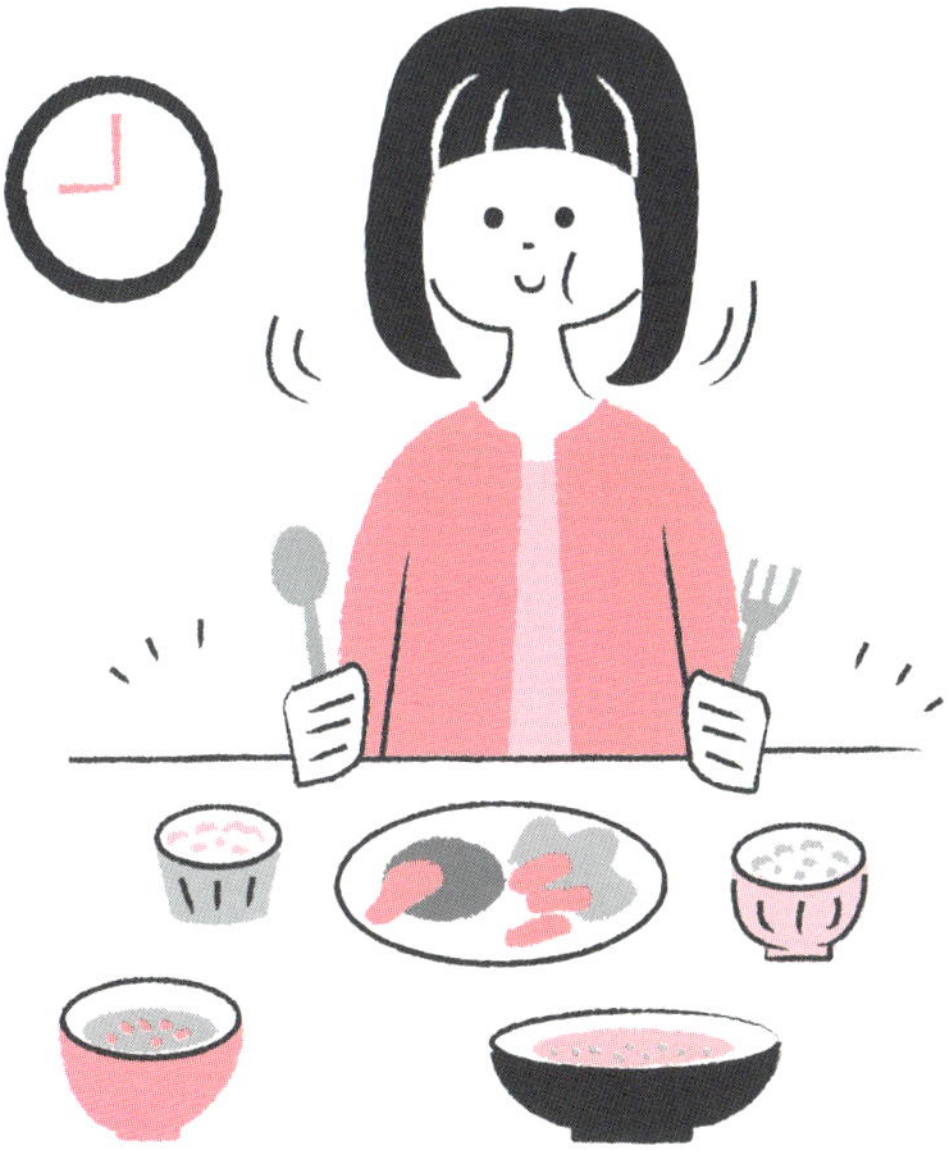

あなたの点数は?

| | |
|---|---|
| そうだ | 4点 |
| どちらかと言えばそうだ | 3点 |
| たまにそう思う(する) | 2点 |
| そんなことはない | 1点 |

合計 □点

10点以上なら次のページを要チェック

Check

G

＼食生活が不規則なのが／

# 生活習慣の乱れタイプ

食行動チェックでGに当てはまった人のやせない原因は、生活習慣にあります。食べる時間が不規則だったり、夕食をとる時間が遅いと、体内に糖質が増え、脂肪が合成されることになります。

残業が多かったり、シフト勤務の人などは、夕食や寝る前の食事は、少なめに済ませることがダイエットのポイントです。

そのためには、起床後の最初の食事を時間をかけてたっぷり食べるようにし、2食目をやや少なくするなど、だんだん量を減らしていくとよいでしょう。

また、生活のリズムが狂うと心と体はストレスを感じて、つい過食に走ってしまいがち。少しでも早く起きて太陽の光をしっかり浴びることで、「幸せホルモン」のセロトニンが出やすくなり、やせやすくなります。

Q 朝食を抜くことが多い

# A1 朝食を食べないと太ります

朝ギリギリに起きて時間がなかったり、前日に夜遅くまで食べ過ぎて食欲がない、またはダイエットのためなど、朝食を食べない人の理由は人それぞれです。でも、習慣化してしまうと肥満に直結してしまいます。

朝食を食べないと空腹の時間が長くなり、その反動で昼食でたくさん食べてしまったり。また1食抜いているという油断から、間食や夕食の量も増えてしまいがちです。

さらに朝に体が目覚めないことから基礎代謝が落ちて、やせにくくなってしまうのも問題です。

朝食をしっかりとり、3食バランスよく食べるリズムを作ることが、やせることへの近道です。

## A2

Q 夕食をとる時間が遅い

# 「分食」で寝る前にたくさん食べない工夫を

ダイエットで夜遅くに食べるのは厳禁です。残業などでどうしても食事が遅くなるなら、2回に分けて食べるようにしましょう。

夕方の休憩時間におにぎりやサンドイッチなど、簡単で腹持ちのいいものを食べておき、帰宅後におかずやサラダを軽く食べるようにします。

また、夜勤のある仕事の場合は、ストレスから夜勤明けにいっきにドカ食いしてしまうという話をよく聞きます。睡眠不足で疲れている脳が過食に走らせているのですね。

こうした場合は1日3食にこだわらず、5～6食ぐらいに分けて食べるようにし、寝る前にたくさん食べる習慣をストップし、その分ゆっくり眠るようにしましょう。

Q 夕食の量が最も多い

# A3 夜は脂肪蓄積のゴールデンタイム

遅い時間に夕食をとると、昼食からの時間が空くため、結果的に早食いや食べ過ぎにつながってしまいがちです。

また、私たちの体に備わっている「体内時計」では、夜の遅い時間は副交感神経が優位となり、胃や肝臓などの消化器官も休息の時間に入ります。そのため、夜にたくさん食べると内臓に負担がかかり、なかなか消化されず体に溜まったままになるので、吸収されやすく太りやすくなります。

食べ過ぎを防ぐためには、目の前から食べ物を消してしまうこと。人は食べ物があるとつい手を出してしまいますから、迷ったらそれ以上食べないようにし、残り物はすぐ片づけてしまいましょう。

# 食行動のチェックは「気づき」のツール

A～Gまでの7つの項目をチェックして、いくつ自分に当てはまりましたか？1つだけだった人もいれば、複数の項目が該当した人もいることでしょう。10点以下で該当しなくても、点数が高ければその問題行動の傾向があることを意味しています。

しかし、たくさんの項目が当てはまったり、傾向があったからといって、落ち込む必要はまったくなし。食行動チェックシートの目的は、反省をしたり、自己嫌悪になるためのものではありません。

太ってしまった自分の食行動の認識や問題を、正確に把握するためのものなのです。いわば、「気づき」のためのツールです。

運動不足でクヨクヨしていたり、いつも食べ物を買い過ぎる、あるいは朝食を食べる習慣がないなど、無意識に取ってしまっていた行動が、実は太ってしまう原因のひとつだったのです。

それを知るだけで、今までの自分とは違ってきます。あとは、正しい認識のもとで、やせる食行動へと生活を改善していけばよいだけです。

とはいえ、それまでの間違った行動を否定し、「ダイエットのためにやめなくては！」と無理に制限する必要はありません。「～をしない」というダイエットはストレスがかかり、長続きしないものです。

「ゆるやせ漢方ダイエット」では、自ら正しい行動にスイッチしていくためのルールを作って、１つずつできるようにしていきます。「～ができた！」というポジティブな気持ちで、楽しくゆるくやせましょう。

# ダイエットには心と体のバランスが大切

大事な試験や商談の前に、食欲がなくなったり、食べ物がのどを通りにくかった経験は誰にでもあるかと思います。これは適度なストレスによって交感神経が刺激され、一時的に食欲が抑えられているから。

体の働きをコントロールする自律神経には、活動時に優位になる交感神経と休息時に優位になる副交感神経があり、互いに影響しあい心と体のバランスを保っています。

ストレスも適度であれば交感神経の働きを高め、食欲を抑えて新陳代謝を活発にするので、ダイエットにはたいへん有効です。

しかし、慢性的なストレスにさらされると、体からはコルチゾールと呼ばれるストレスホルモンが過剰に分泌され、食欲抑制ホルモンであるレプチンを減少させてしまいます。

レプチンは「やせホルモン」とも言われ、脂肪が増えてくると脳の満腹中枢に働きかけて食欲を減退させます。

さらに交感神経の活動を盛んにして、肝臓や筋肉での脂肪燃焼を促し、太りすぎを防止する効果もあります。

ダイエットのために極端な食事制限をすると、慢性的なストレスとなってコルチゾールが分泌されやすく、レプチンが働かないために、かえって太りやすくなります。がんばっているのに逆効果というのは、つらいものです。

自律神経を整えて、無理なくやせるためには、ストレスを抱え込まないで心と体のバランスを保つことです。これこそが、ゆるくやせるダイエットにとって大切なのです。

## ストレスを少なくポジティブに

「1ヵ月で10kgやせた！」など、過激なダイエット法の広告などをよく目にします。しかし、やせたいからといって急に厳しい食事制限などをすると、過度なストレスかかかり、メンタルが不調になりやすくなるうえに、基礎代謝が減少して太りやすくなるため、リバウンドもしやすく逆効果です。

さらに、急激にやせることで、冷え性、便秘、抜け毛、免疫機能の低下、肌荒れ、生理不順などを引き起こします。やせても体調や見た目が悪くなったのでは、ダイエットの意味がありませんね。

工藤式「ゆるやせ漢方ダイエット」では、「1週間で100g、5ヵ月で2kgくらいの体重減」を目標にしています。

しかし、こう言うと不思議なことに、実際には多くの人がもっとずっとハイペー

### 工藤式「ゆるやせ漢方ダイエット」メンタル3カ条

**1 ストレスを溜《た》めない**

**2 いつでもポジティブに**

**3 自分に自信を持って**

スでやせていきます。ゆるい目標設定なので気分のストレスが明るくなり、ストレスがかからないからなのでしょう。

ダイエットを成功させるためには、メンタルの面での管理がとても大切です。それは「ストレスを溜めない」「つねにポジティブでいる」「自信を失わない」の3点です。

人間ですから、ダイエット中でも思わず食べ過ぎてしまうことだってあるでしょう。そんな時でも自己嫌悪にならず、「明日からまたがんばろう」と気持ちを切り替え、リカバリーできるように、目標には時間的な余裕を持たせるようにしましょう。

# ＋《プラス》漢方が「工藤式」最強のメソッド

工藤式「ゆるやせ漢方ダイエット」が効果的な理由は、太ってしまった原因を自分で見つけ、みずから行動を修正していくこと。

そして、その食行動の改善のために、ベースとなる心と体を漢方で整えていくことにあります。

漢方は、健康を心身の両面から改善する日本独自のもので、中国の伝統的な中医学から進化したものです。

東洋医学では、病気になる前の不調を「未病《みびょう》」と呼び、タイプ別に体質を改善し、症状を和らげるなどの治療を行ないます。

私は、これまで糖尿病の専門医として多くの患者さんと接し、病気を予防する大切さを実感してきました。

しかし、やせたくてもやせられない人は実に多く、何とか解決したいと思っていたときに漢方に出合いました。

そうして食行動療法に漢方を組み合わせることで、最強メソッドと言える独自のダイエット法を考案したのです。

「ゆるやせ漢方ダイエット」は、草花の生育に例えるなら、漢方によって土質などの土壌（心と体）を整え、食行動の改善により適切なタイミングと適量での水やりや施肥（正しい食行動）を実現するイメージです。この2つの手法が合わさることで、ダイエットという花が必ず美しく花開きます。

ぜひ食行動の改善と漢方で、無理のない「ゆるやせ漢方ダイエット」を始めてみてください。

ただやせるだけでなく、心と体が快調になり、これからの人生は今までよりも輝きを増すことでしょう。

# 漢方で心と体を整えて
# 正しい食行動で

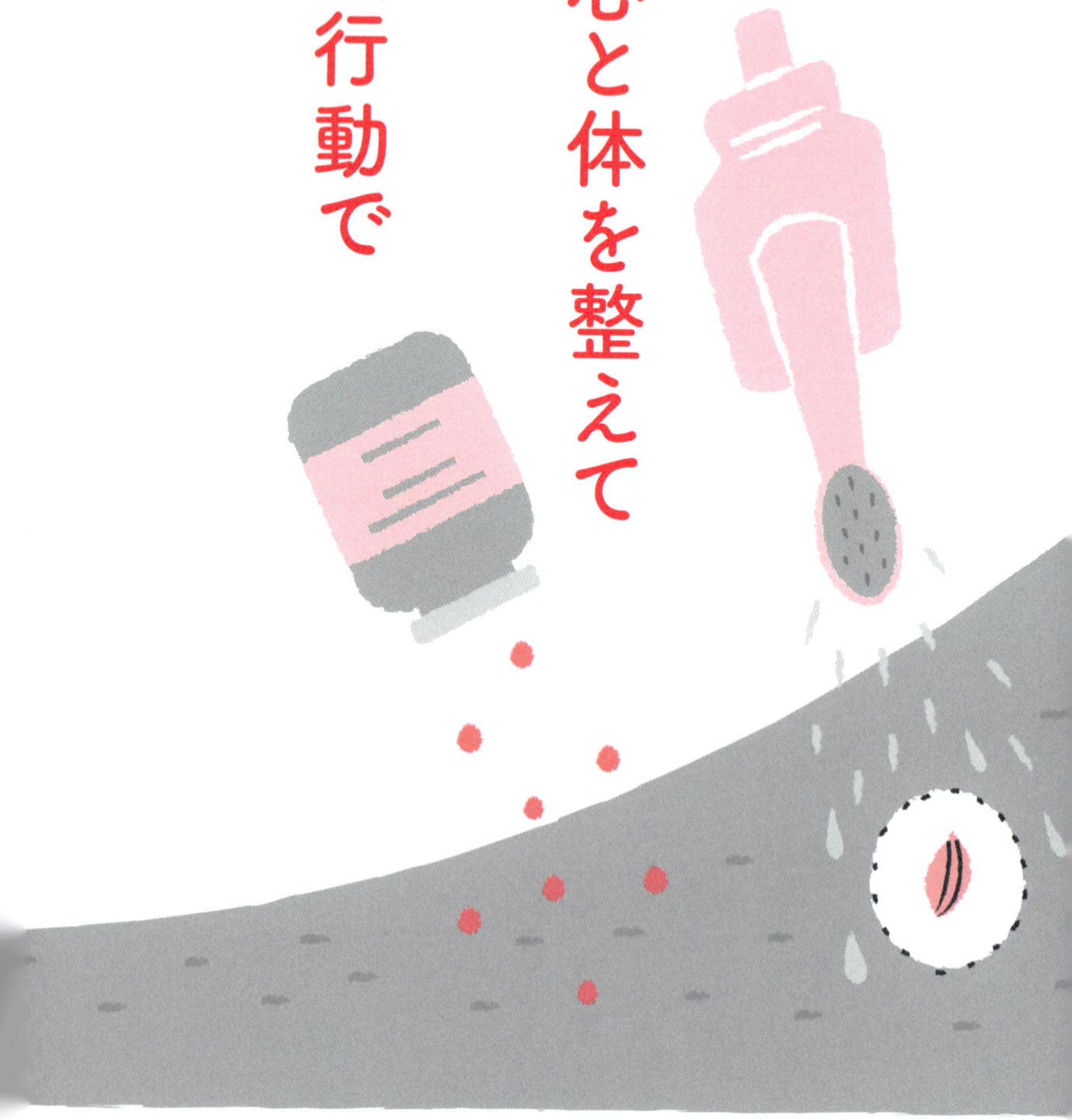

# ステキに輝きましょう

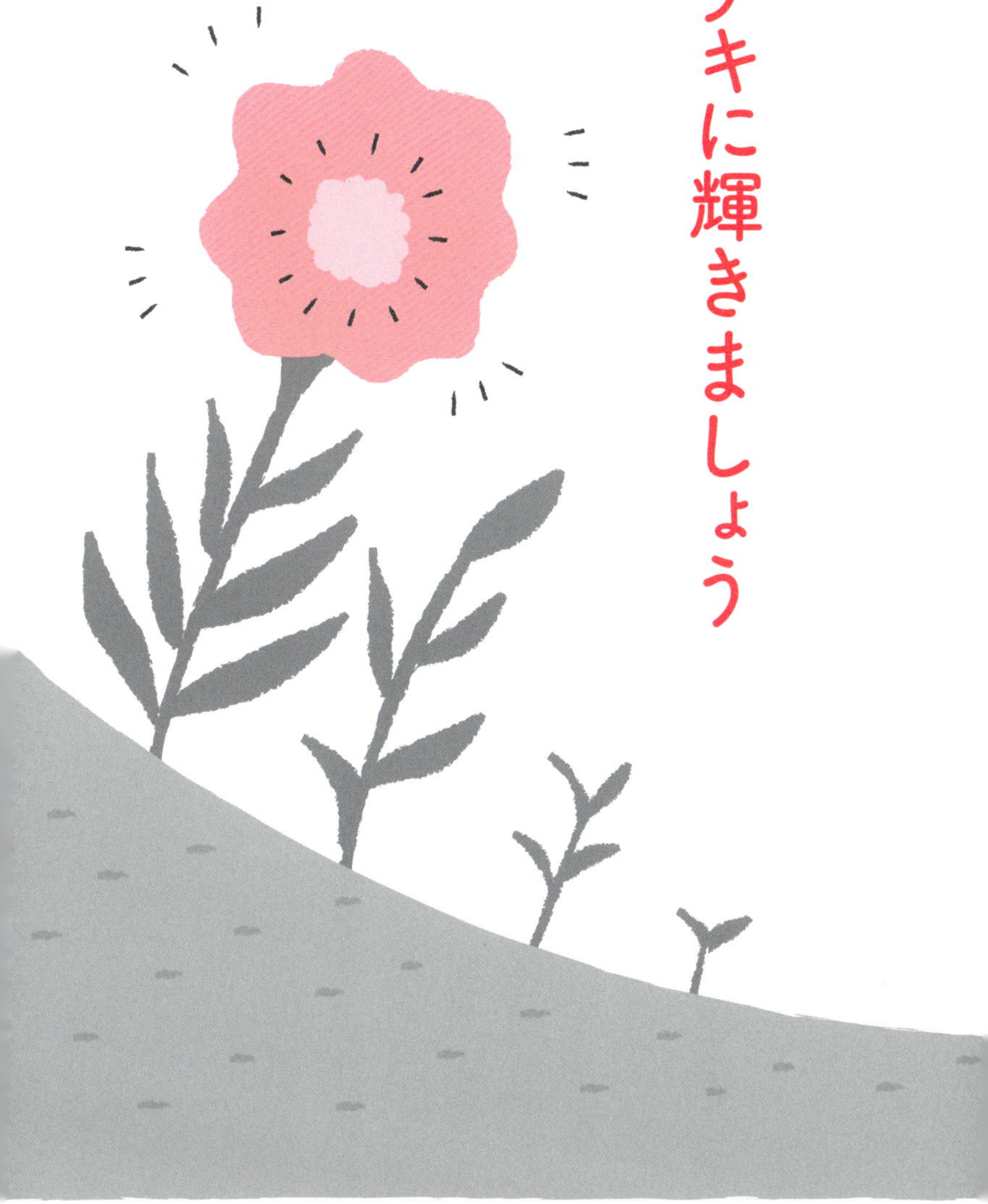

# 3章 自分の体質を知りましょう

むずかしいこと抜きのシンプルな体質分けで、
自分の体質タイプを知ることから、ダイエットをスタート。
さらに漢方薬を上手に使うのが、〝ゆるやせ〟成功への道！

# 体質タイプは大きく分けて3つ

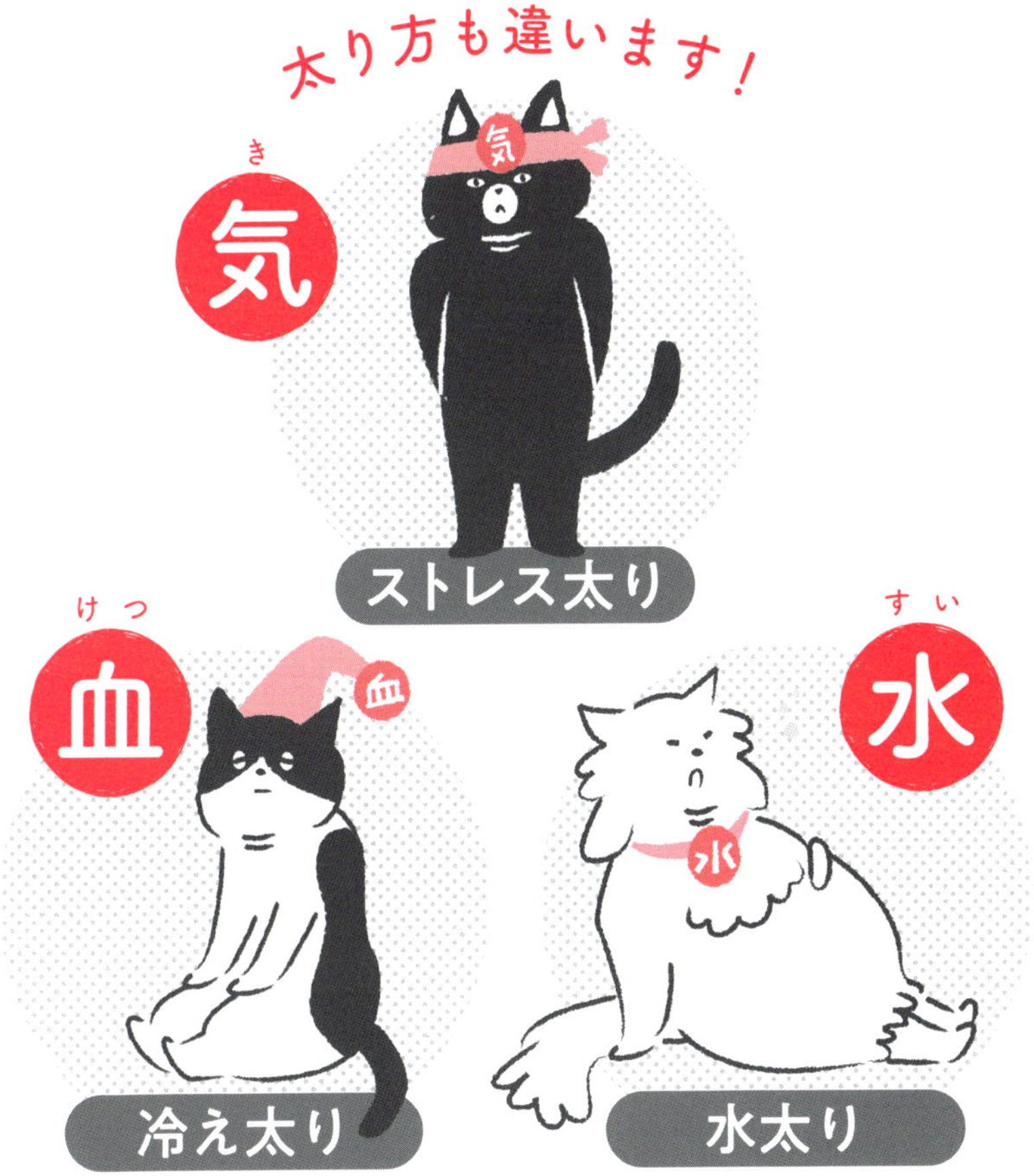
太り方も違います！
気《き》
ストレス太り
血《けつ》
冷え太り
水《すい》
水太り

そして、

**体質に合わせた漢方ダイエットが成功のカギ**

# 自分の体質タイプを知ることが大切

漢方は東洋医学の中心的な治療法のひとつで、基本は中国由来の中国医学に基づいています。でも現在、日本で行なわれている漢方は、国内で独自に発展した、日本人の体質にあった治療法になります。西洋医学とは一線を画してきましたが、最近では治療に取り入れる医者も増えてきました。

ひと口に体質といっても、人によって異なります。漢方には心と体の状態をあらわした「証《しょう》」という考え方があり、証はさらに「陰陽《いんよう》」「虚実《きょじつ》」、または「気《き》・血《けつ》・水《すい》」などのタイプに分けて判断されます。

これが体質タイプというわけです。体質タイプを知ることとは、体を健康に保って病気を防ぐためにも大切です。

私が漢方薬を処方するときに判断のベースとするのが、患者さんの体質の診断です。問診と患者さんの雰囲気で、大抵はどのタイプかわかります。そこで患者さんに「あなたはこのタイプですよ。それに合った治療で、あせらずに〝ゆるやせ〟していきましょう」と話します。

このときに漢方の難しい話をすると、患者さんに「続かないかも……」という不安を与えかねません。

ですから、わかりやすく、できるだけシンプルに「気・血・水」の3タイプに分けて説明します。問診の段階でチェックが多い項目が、該当タイプとなりますが、理解と納得をしたうえで、治療に入ります。ほとんどが3つのタイプに当てはめられますが、たまには混合タイプの患者さんもいます。

チェック項目がなく、気・血・水のバランスが取れていれば、健康で肥満とは無縁のはずです。でも、ほとんどの人はどちらかに偏《かたよ》っているため、それを漢方で調整していくわけです。不調の患者さんに「それを治すのが、僕の仕事。僕の仕事を取らないでね」と言うと、笑いながらほっと安心されます。

# 気《き》・血《けつ》・水《すい》が体を構築しています

3つの体質タイプ「気・血・水」が体を構築しているという考え方が、漢方にはあります。「気」は体を動かすエネルギー、「血」は血管をめぐる栄養分やその働き、「水」は体に必要な水分となります。

これらはどれひとつでも体内でスムーズに流れないと、体に不調を招き、健康を損なうことにもなりかねません。また代謝が悪くなれば、肥満の原因にもなります。

改善するには、不調のおおもとを改善する必要があります。そのためには体質タイプに合わせた漢方薬を服用し、体内の偏りや滞りを正すことです。体質に合った漢方薬は体調を整えるだけでなく、イライラや不安な気持ちなどのメンタル面の不調までも良好にしてくれます。

## 気

体の活力や生命エネルギーなど、目には見えないパワーで、人を支える原動力のようなもの。「気」が不足したりスムーズに流れないと、心身のバランスが崩れて不調を招きます。イライラや情緒不安定、新陳代謝の低下などの一因にもなります。

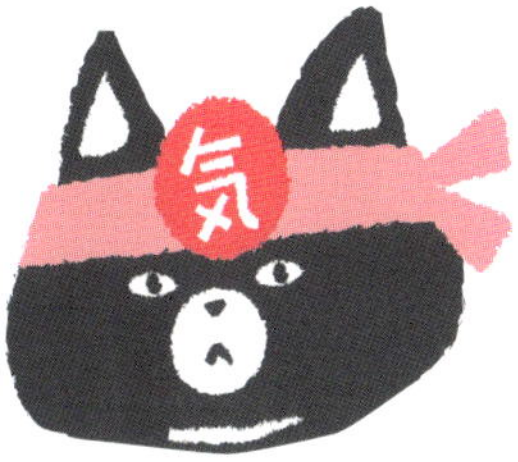


## 血

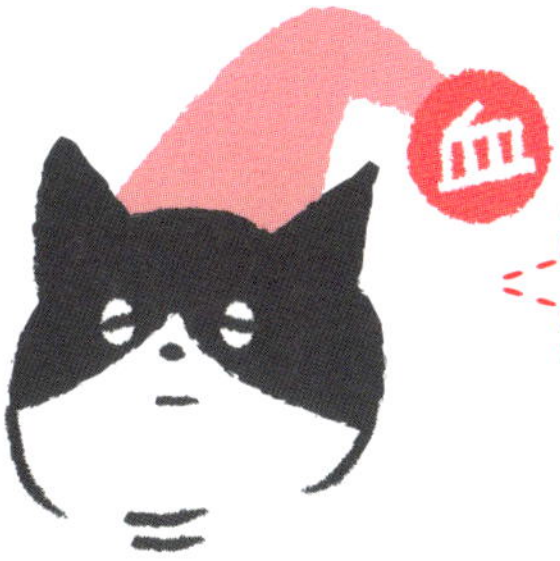


主に血液のことで、全身の組織に栄養を運び、体内の調整機能、血液中の老廃物を取り除くなどの役目を担っています。不足したり流れが悪くなると、貧血、肩こり、冷え、便秘、肥満などの原因となり、肌の色ツヤも悪くなります。

## 水

汗やリンパ液、尿など、血液以外の体液や分泌液。水分の代謝や免疫力を高めるなど、体を守るために不可欠です。「水」の流れが悪くなると免疫力が低下して、むくみや冷え、肌のたるみや髪のツヤ不足、アレルギーなどの症状が起こりやすくなります。

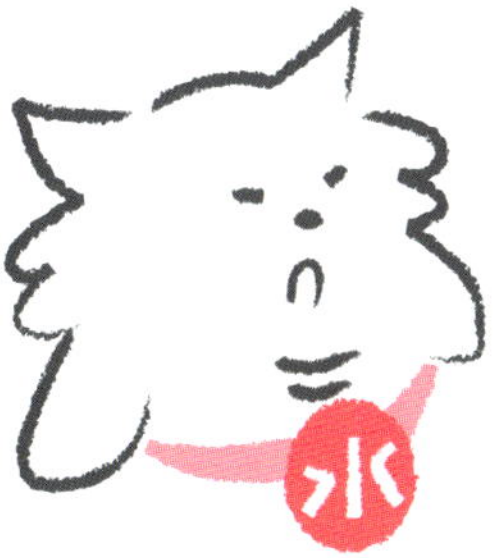

# 体質タイプで太り方も違います

気《き》・血《けつ》・水《すい》のどのめぐりが滞っても、肥満の原因になります。体質タイプに関係なく余分なものが滞ってしまい、体内に蓄積してしまう体になっているからです。でもタイプにより、溜《た》まるものも違えば太り方も違ってきます。

まずは「気」タイプ。こちらはストレスに弱いため、それが原因で自律神経が乱れ、代謝が落ち、溜め込みやすいカラダになってしまいます。イライラや不安でつい食べてしまい、太ってしまうのです。いわゆる「ストレス太り」というものです。

「気」タイプは、神経が興奮して眠れない場合も多く、生活も乱れがち。不眠がさらに肥満要素を増やすことになります。

次に「血」タイプ。血のめぐりが悪く、代謝が落ちてしまい、余分なものが体内に蓄積していくのが、このタイプです。腸の働きが悪く便秘がちで、暴飲暴食で食べ過ぎる傾向にあります。体型的にはぽっこりお腹やもりもりお尻と、下腹部周辺に脂肪が付きやすくなります。

そして「水」タイプ。水のめぐりが滞りやすいので、代謝が落ちて不用なものを溜め込みやすい体になっています。いわゆる水太りといわれるタイプです。見た目は筋肉にしまりがなく、やわらかく、ぽっちゃりとした体型です。動くとすぐに疲れてしまうのも特徴で、活動を嫌うぐうたらタイプともいえます。

太る原因はさまざまですが、自分自身の体質タイプを知っていれば、体の状態や不調や太ってしまう原因も把握できます。一気に体重を減らすのは、一時的にはやせてもリバウンドをくり返すことを患者さんが理解してこそ、治療の成功へとつながります。

さらに体質タイプ別の食行動の見直しと、タイプに合った漢方薬の服用で、あせらない〝ゆるやせ〟こそが成功へ道ということもわかります。

# 自分の太り方、
# どのタイプか、
# 把握しましょう

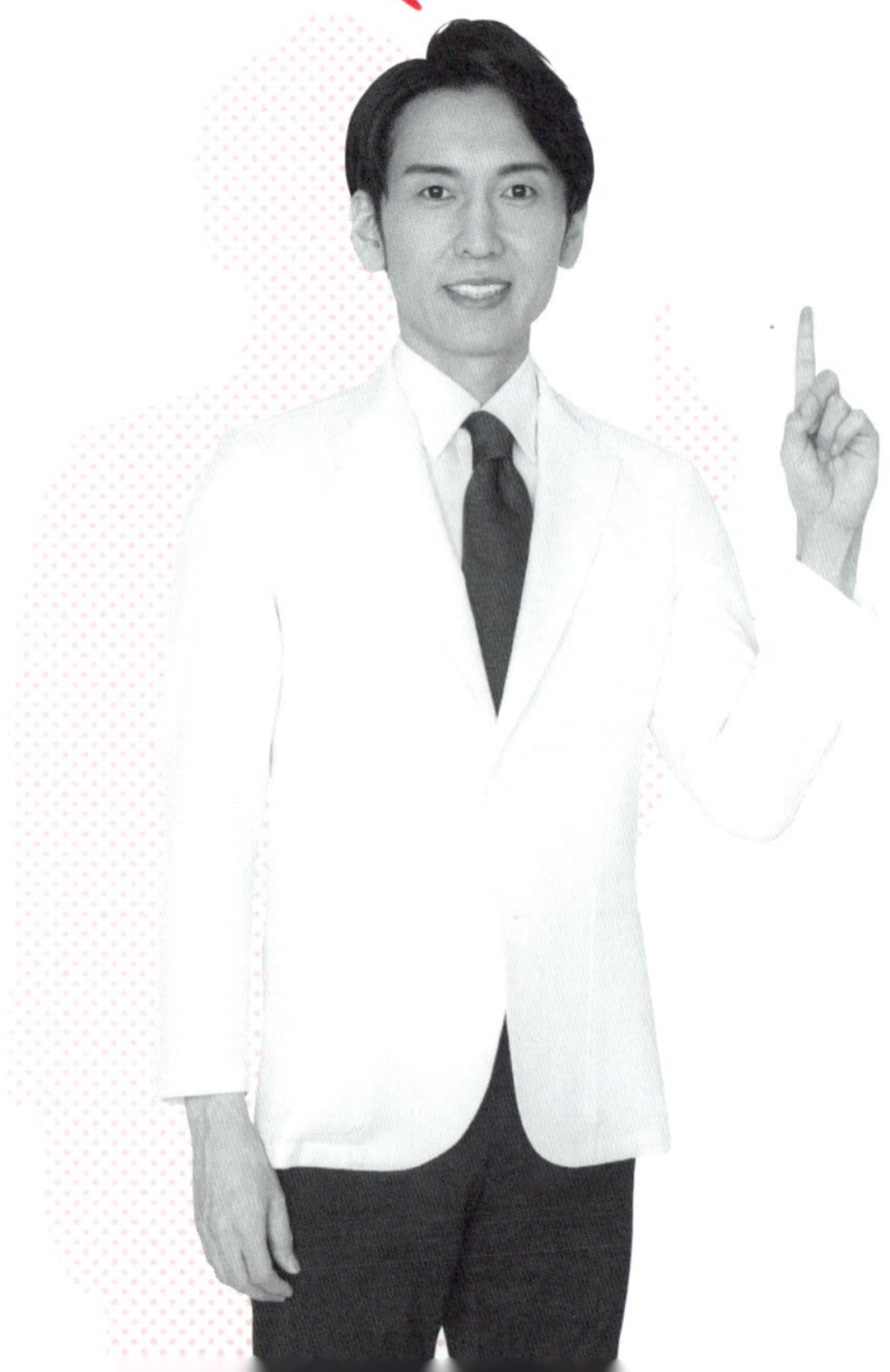

# 太り方はこんなに違う！

## 気

- イライラや不安でストレス太り
- 毎日が忙しくて自律神経が乱れている
- 食べると気持ちが落ち着くので過食気味
- 代謝が低下して体重が減らない
- 食事時間や睡眠がバラバラ
- 脇腹から胸のあたりが苦しい

## 血

- いつも食べ過ぎてしまう
- 便秘気味で排泄力が低下
- 脂肪や老廃物が溜まってむくんでいる
- お腹まわりがぽっこり太鼓腹
- お尻が大きな洋梨型
- 全体的にがっちりで体格がでっぷり

## 水

- 多く食べないのに太っている
- 水分代謝が悪く、下肢がむくんでいる
- 筋肉がなく体がやわらかい
- 脂肪がつきやすい
- 色白でぽっちゃりとした体型
- 動くとだるく、疲れやすい

# 心身の状態と体質タイプで漢方を選択

漢方では症状ひとつだけを見るのではなく、体全体を診ることはもちろん、その人の雰囲気なども判断材料になります。これは体と心はつながっているという考えからで、心＝メンタルも体調のひとつと見なします。

メンタルと体は無関係なようでいて、じつはとても密接な関係にあります。ダイエットでも同様で、いくら体を改善しようとしても、メンタルの部分が弱っていれば効果は出にくくなります。大抵の場合、メンタルと体を複合的な状態で診《み》て、さらに体質タイプに分けて治療に進んでいきます。

漢方の基本は、「病気ではなく人を診る」という考えで、体の一部分だけではなく、体全体バランスから総合的な診断をするのです。こうすると複合的な状態をまとまったひとつの「証」（p・126参照）として判断できますから、1種類の漢方薬でもしっかり効果を得られる処方も可能になります。

ちなみに西洋薬はその症状や病気に合わせて処方されるため、何種類も服用する必要があります。

複合的な診断をさらに効果的にし、さらにダイエットを効率的にするときに大切なのが、「気《き》・血《けつ》・水《すい》」の体質タイプです。患者さんそれぞれに体質は異なりますが、大きくはこの3タイプに分けられます。

どの体質タイプかわかっていれば、不調を感じたときに、「気・血・水」それぞれのめぐりを促し、補うような漢方薬を服用すればよいだけです。その点では、病院の処方せんがなくても、ドラッグストアで購入できる漢方薬は、手軽に不調を治せる強い味方といえます。

自分がどのタイプかは、チェックして項目が多いものになります。たまには複合的なケースもありますが、その場合は、今の体の状態に合ったタイプを選ぶようにしましょう。

# タイプCheck

自分の体質タイプが、「気・血・水」のどれになるのか、チェックしてみましょう。不調を改善してダイエットを促進する成功のカギを見つけてください。

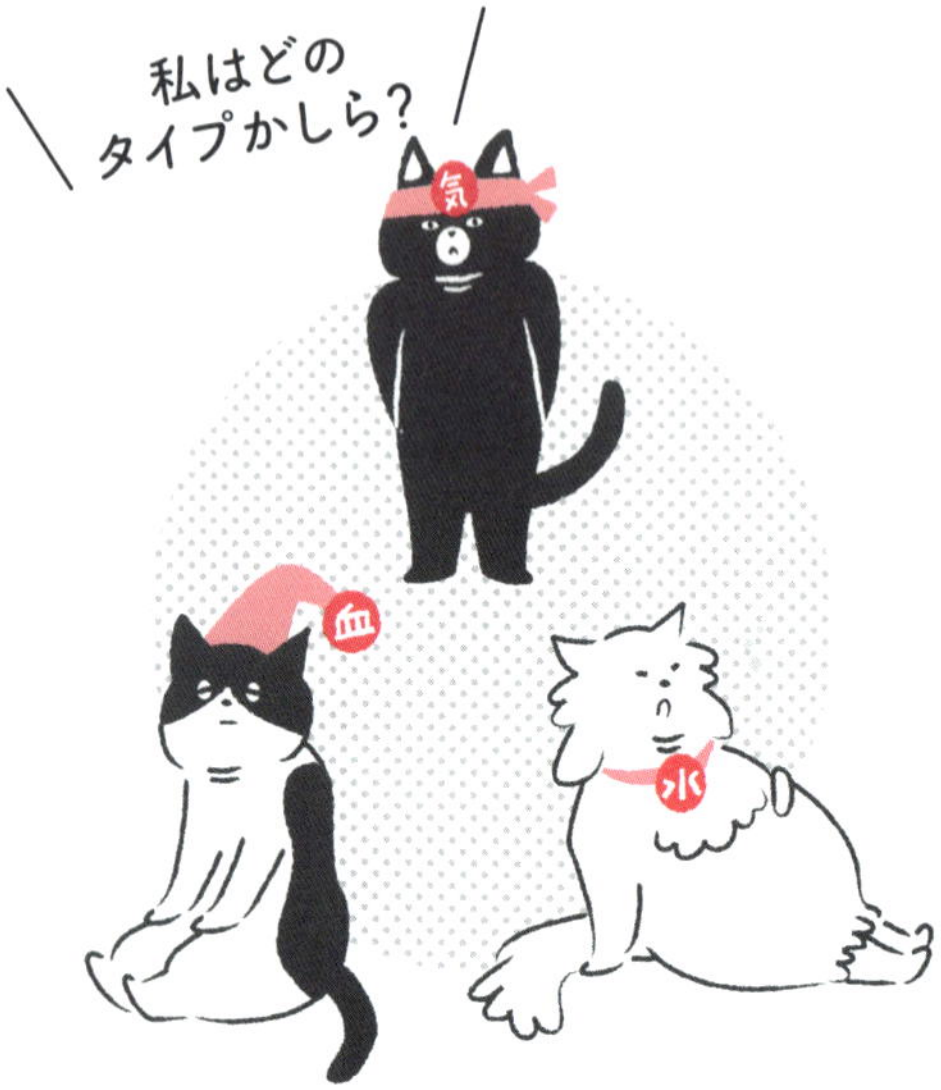


## 気

- □ ストレスで過食気味。
- □ 食べるとほっと安らぐ
- □ 生活習慣が乱れている
- □ すぐにイライラして怒りっぽい
- □ ささいなことを気にする
- □ 寝つきが悪く、寝不足気味
- □ 人に質問をすることが多い
- □ 肩や背中がこる
- □ 便秘気味
- □ 脇やみぞおちが張る
- □ のどにつかえを感じる

# 気《き》・血《けつ》・水《すい》の

## 血

- □ 肌の色がくすんでいる
- □ 体型はがっちりしている
- □ 目のまわりにクマがある
- □ 肌荒れしやすい
- □ お腹の周りに脂肪がつきやすい
- □ お尻の肉づきがよい
- □ つい食べてしまう
- □ 便秘がち
- □ ニキビができやすい
- □ 体が冷える
- □ のぼせがある

## 水

- □ 運動は苦手
- □ 筋肉がない
- □ すぐ座りたくなる
- □ 肌の色が白い
- □ ぽっちゃり体型
- □ むくみやすい
- □ おしりや太ももが、たれている
- □ 疲れやすい
- □ 体が重くてだるい
- □ 汗をかきやすい
- □ トイレが近い

# 体質タイプで好適な漢方治療をします

もともと漢方薬を処方するのは、私のダイエット外来での治療法のひとつでした。多くの患者さんに投薬してみると、みなさんリバウンドなく無理なくやせていきました。我慢とは無縁のダイエットだったので、続いたようです。しかもダイエットが成功しただけでなく、体調も整って良くなったと感謝をされてもいるのです。

そこでわかったことは、患者さんの体質タイプに合わせて漢方薬を処方してきたからこそ、効果があったということです。

さらに焦《あせ》らない、少しリバウンドしても「また戻せばいい」というポジティブな考え方も、大きく影響しているようです。1週間で100gやせればOKという、〝ゆるやせ〟という発想を、患者さんと共有することも功を奏しました。

人間は孤独の中ではせっかくの力も発揮できず、取り残されたような感覚を持ってしまい、持続力も半減してしまうものです。私がともに歩いてダイエットの共同作業をすることで、患者さんの気持ちも前向きになります。

私は体重が減っていれば一緒に喜び、増えていれば「原因がわかるだけでもOK。次にがんばりましょう！」と話します。

「気《き》・血《けつ》・水《すい》」のタイプに分けて、はじめは3大漢方を処方します。よく話してストレスが多いと感じたら「気」タイプなので、大柴胡湯《だいさいことう》を。体格がよくて目の下にクマがあれば「血」タイプ。防風通聖散《ぼうふうつうしょうさん》を処方します。色白でむくみがある「水」タイプには、防已黄耆湯《ぼういおうぎとう》です。

これを2週間続けてみて、全身のめぐりがよくなって、ダイエット効果が表れたらそのまま継続します。もしも効果がないときは、タイプに合う別の漢方薬を試していきます。漢方薬は種類も多いですから、必ず効能を発揮するものはありますし、見つけます！

# 気《き》タイプ

漢方での「気」とは、目に見えないエネルギーのようなものをいいます。全身を巡って基本的な生命活動の維持に欠かせないもので、人の体を支えるベースとなるものと考えられています。この気の流れが乱れるような事態になったときに、イライラや怒りなどの気分の高ぶり、不安感や眠れないなどの症状が起こるのです。

気の乱れはメンタルだけでなく、体にも不調となって現れます。気の巡りが滞ってくると体内での巡りが悪くなり、肩こりや頭痛を招き、代謝バランスが崩れてしまうからです。腸内環境も乱れて便秘になりやすく、老廃物まで溜《た》め込みやすい体になってしまいます。

またメンタル面でも興奮した状態になりやすいため、大きな声でよくしゃべったり、質問が多くなったり、話が長いという傾向も見られます。

この「気」の乱れが、じつはダイエット最大の敵。疲れた脳や心は、ストレスや忙しさのイライラを、食べることで忘れようとします。精神安定を求めて、ダイエット中でもつい甘いものに手が伸びたり、過食に走ってしまったりしてしまうのです。これが〝ストレス太り〟の大きな原因になります。

とはいえ、現代社会においてストレスなしで生きるというのは、不可能に近いことです。そのためには、少しくらいのストレスでは揺るがないメンタルと体にし、気の巡りをスムーズにすることがポイントです。

その助けとなるのが、漢方薬の大柴胡湯《だいさいことう》。気のめぐりを促し、整腸作用、代謝をスムーズにします。体に溜まった気が流れるので、脂肪の燃焼効果も大いに期待できます。漢方で気のスムーズな流れが確保できれば、不調も肥満も改善するというわけです。

# 気《き》はこんな人

## 体の特徴

- 体格がよい
- 比較的体力がある
- よくのぼせる
- 堅太り
- 肩や背中がこる
- 腹や脇、みぞおちが張る
- 比較的体力がある
- 便秘気味
- 高血圧
- よく頭痛を引き起こす

## メンタルの分析

- イライラする
- すぐにムカムカとなって怒りやすい
- 気持ちがいつも不安
- 強い言葉にドキドキする
- ぐっすり眠れない
- 寝起きが悪い
- 何にでもがんばり過ぎる
- 過食気味

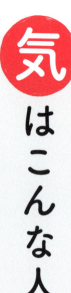

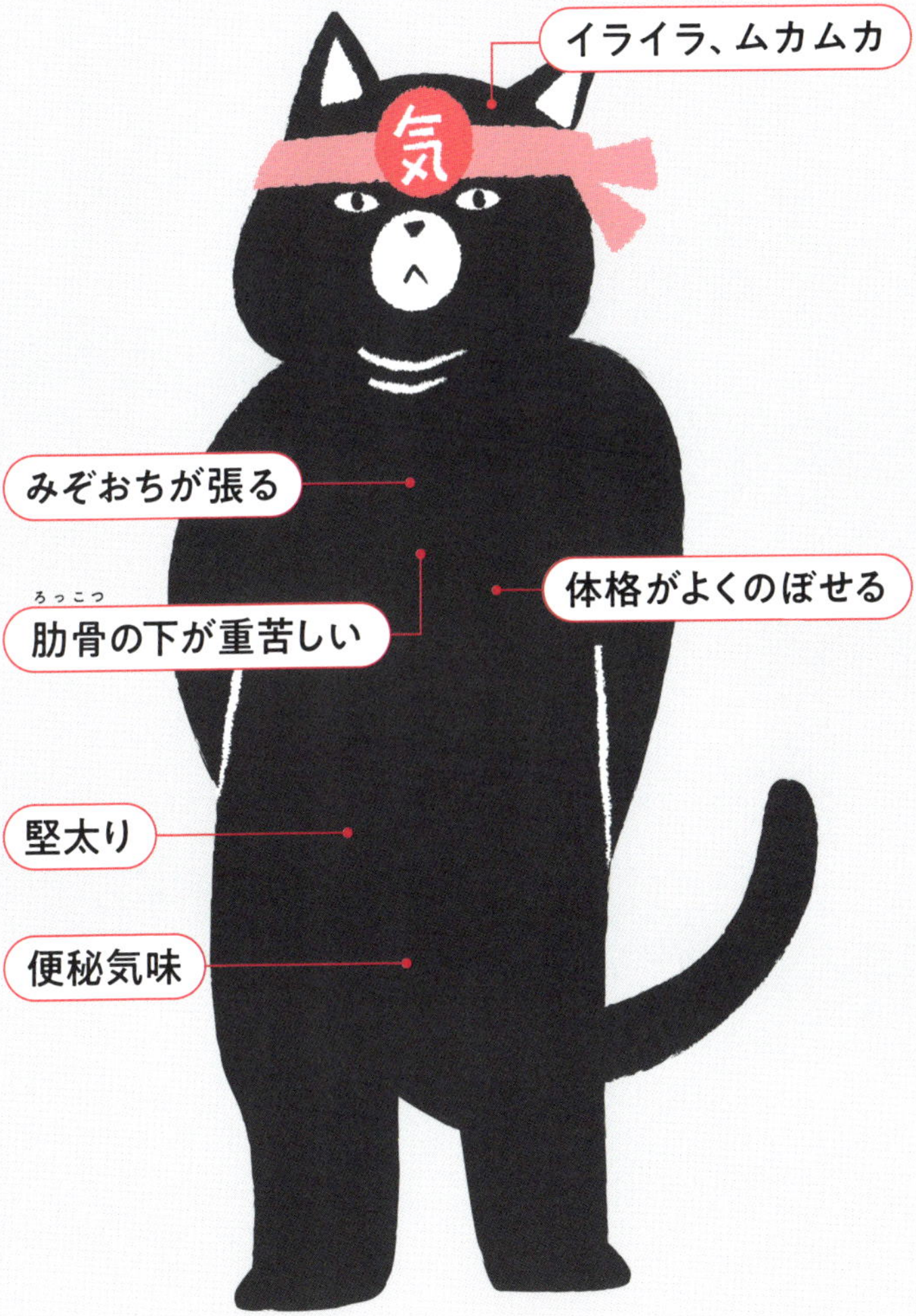
気
イライラ、ムカムカ
みぞおちが張る
体格がよくのぼせる
肋骨《ろっこつ》の下が重苦しい
堅太り
便秘気味

気が整うと体はすっきり。
元気、やる気もいっぱい！

# 気《き》タイプには気逆《きぎゃく》と気虚《ききょ》があります

ひと口に「気」タイプといっても、性格に動と静があるように、「気逆《きぎゃく》」と「気虚《ききょ》」というタイプに分けて考えます。気はとくに、消化器官の機能に深く関係すると、漢方では考えられています。

「気逆」はまさに、気がいつも逆上しているようなタイプです。感情が激しくイライラしているので、通常ならば上から下へと巡っていく気が、このタイプは下から上に逆流しているのです。そのため冷えたりのぼせたりと、ときには体感温度に大きな差が出ることとも。

気が頭に溜まってしまいがちで、流れが滞ってしまい、頭痛、めまい、動悸《どうき》、激しい咳《せき》、呼吸困難、吐き気、げっぷなどの症状が現れます。「気逆」の食事は、気の逆流を促進するアルコール、香辛料などの摂り過ぎに気をつけましょう。

「気虚」は気が不足している状態のことをいい、疲れや倦怠感をいつも感じている状態です。当然、体力も不足しがちなので免疫機能も低く、風邪《かぜ》を引きやすくもなります。さらに胃腸も弱く、食欲不振や胃もたれ、下痢《げり》などを起こしやすい体質で、体も冷えがちです。

気＝エネルギーが足りていない状態なので、睡眠や休養をしっかり取るようにします。食事は、胃腸が弱り気味なので、刺激を与えるもの、冷たいものや生ものの、脂っこいもの、辛《から》いものは避けたほうが賢明です。

ほかに「気滞《きたい》」という状態もあります。字のごとく、「気」が滞っている状態。自律神経系が乱れて、精神的なストレスでのイライラ、不安などを感じます。自律神経失調症を招きやすいタイプです。

どのタイプもストレスが、不調や肥満の原因であることは否めません。まずはストレスを緩和して気分転換し、深呼吸をしてみましょう。ゆっくりとした呼吸は、体のすみずみにまで気を運ぶ効果があります。

# 気《き》逆《ぎゃく》カルテ

## 穏やかに、冷静に！

- 感情的には激高しやすく、いつもイライラ気味という状態なので、ゆっくりと、深く呼吸することを心がけて。

- 寝る前、直前のスマホや PC は厳禁。できるだけ部屋を暗くして、目と心に安らぎを与えながら眠ること。

- 「気」の巡りを促進し、冷えやのぼせ、頭痛、めまい、動悸、息苦しさ、多汗、げっぷ、吐き気などを軽減。

- 気の逆流を促進するアルコール、香辛料などの摂り過ぎに注意。

# 気《き》虚《きょ》カルテ

## 休養と保温が大事

▶ エネルギーが不足している状態なので、慢性疲労や倦怠感があり、元気がないといった症状が。ゆっくりとした休養を。

▶ 胃腸が影響を受けやすく、食欲不振や胃もたれ、下痢、冷え性などの症状をともなうことが多い。冷えに注意。

▶ 免疫機能で体力も低下し､風邪を引きやすい。対処法は体を温めること。

▶ 胃腸も弱り気味なので、食事は冷たいものや生もの、脂っこいもの、辛いものは避ける。

「気滞」タイプのカルテも同様です

教えて
ドクター工藤

# 気タイプはストレスと縁切りやせ！

「気」タイプの患者さんのほとんどが、ストレスや忙しさでのイライラを、「食べると落ち着くんです」と言います。一気にドカ食いをするのではなく、常に何かを食べている〝ノンストップ食べ〟とでもいう時間に、もっとも安らぎを覚えるのです。

さらに脳がストレスを忘れるために糖分でごまかそうとして、ついつい甘いものを口にしがちです。ダイエット中で食べてはいけないとわかっていても、止められない。こちらもノンストップで口に運んでしまいます。このタイプが、ストレス太りになっていくわけです。

そもそも「気」タイプの太る一番の問題点は、体をめぐるエネルギーの流れの滞りと不足。気の巡りはストレスで乱されますが、同時に代謝のバランスが乱れて、太りやすい体質になっていきます。
でも、避けては通れない様々なストレスが、私たちのまわりにはあふれていま
す。肥満を防ぐためにも、〝ストレスに強くなること〟が大切です。
加えて腸内環境も乱れている場合が多く、気のめぐりをよくして、乱れた食欲
&便通を整えることが、肥満改善には不可欠です。
食事では腸内環境を整える野菜など食物繊維の多い食品、ヨーグルトといった
発酵食品を多く摂るようにします。
さらに気のめぐりを促す働きや便通を良好にして、脂肪の燃焼をサポートする
漢方薬の大柴胡湯《だいさいことう》を一緒に服用するようにします。この漢方は体の状態を安定さ
せて、代謝のバランスを整える働きがあり、肩こりや頭痛の緩和など幅広い効果
を発揮します。
「気」のめぐりがよくなればストレスも軽減し、ゆっくりとゆるやかに肥満も解
消されます。

教えて
ドクター工藤

# おすすめの漢方処方

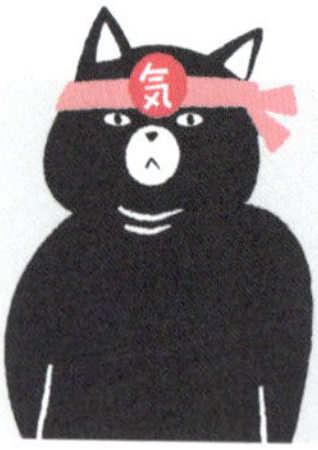


イライラ太りには、
どんな漢方が
効果的ですか？

**気《き》のめぐりを促し、
脂肪を燃焼する
大柴胡湯ですね**

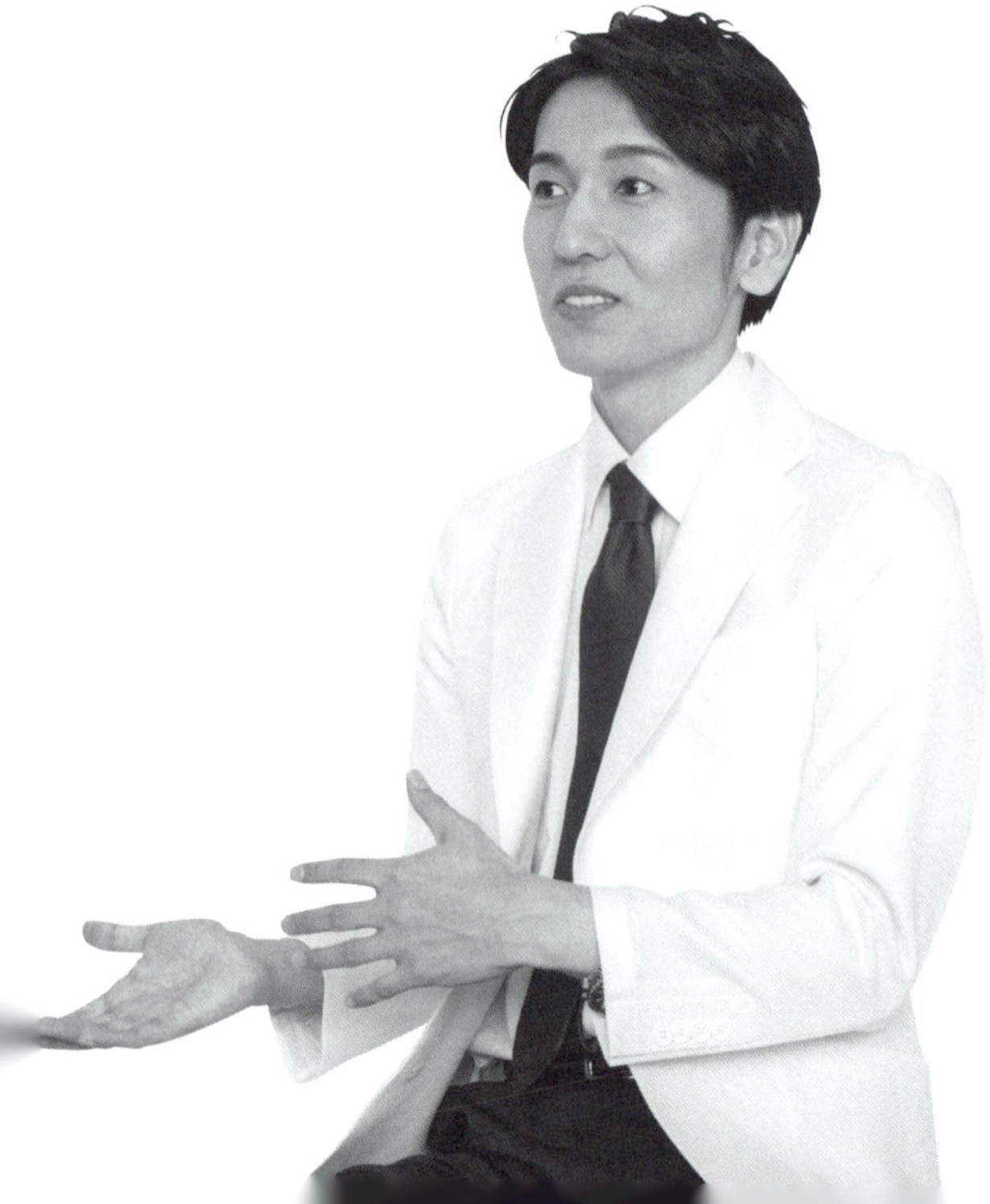

# 大《だい》柴《さい》胡《こ》湯《とう》

［こんな成分でできています］

- **サイコ（柴胡）**
  → ミシマサイコの根の乾燥
- **シャクヤク（芍薬）**
  → シャクヤクの根の乾燥
- **オウゴン（黄芩）**
  → コガネバナの根の乾燥
- **タイソウ（大棗）**
  → ナツメの果実の乾燥
- **ハンゲ（半夏）**
  → カラスビシャクの塊茎の乾燥
- **キジツ（枳実）**
  → ダイダイ、ナツミカンの未熟果実の乾燥
- **ショウキョウ（生姜）**
  → ショウガの根茎の乾燥
- **ダイオウ（大黄）**
  → ダイオウ属植物の根、根茎の乾燥

# 大柴胡湯《だいさいことう》がどうして効くの？

8種類の生薬が合わさって効能を発揮する、大柴胡湯《だいさいことう》。大柴胡湯は、ストレスなどによる気《き》の流れの滞りを改善し、めぐりをスムーズにします。また体の余分な熱を取り除いてほてりを治め、冷えを改善します。

大柴胡湯によって余分な熱が取り除かれると、体のめぐりがよくなります。結果、滞っていたエネルギーが流れるようになるため、からだはすっきり。さらに代謝バランスが整い、脂肪の燃焼をサポートします。

食べたものをエネルギーに変える代謝の働きもあり、食事で摂取した脂質の吸収を抑える効果も。このとき肝臓の代謝機能が低下して脂質を分解できないと、余分な脂質が血液に入り込んでしまいます。

ほかにも便秘改善、肩こりや頭痛の緩和など幅広い効能をもつ漢方薬です。

効果効能

## 気の流れ＋脂肪燃焼促進

- 便秘改善
- 気の巡りを促進
- 代謝バランスを整え、効力アップ
- 脂肪の燃焼
- 肥満症の改善
- 肩こり緩和
- 頭痛緩和
- 健胃効果
- 整腸作用
- 余分な熱の除去

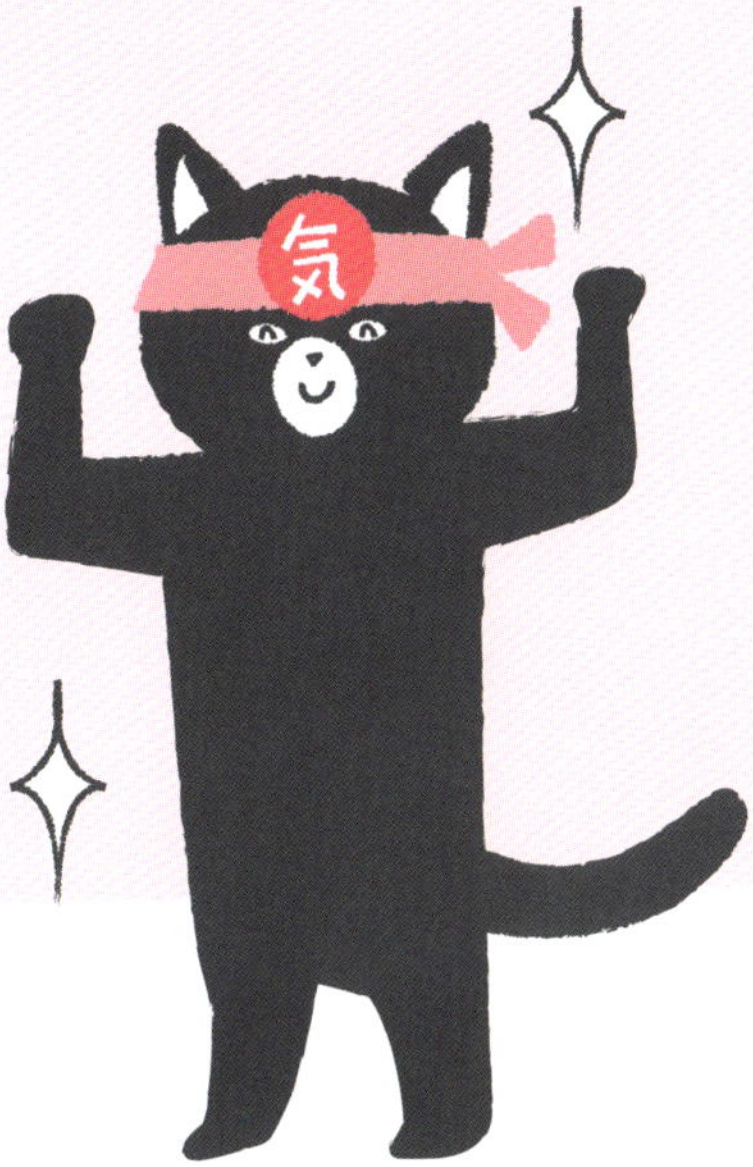

# 血《けつ》タイプ

漢方の「血」とは血液の流れなどのことで、全身を巡って組織や器官に栄養や酵素を運んでいます。漢方の「血」は西洋医学での血液よりも、もっと広い意味で使われてきました。

昔から〝血の道〟という言葉があります。これは生理不順から更年期障害まで、婦人科系の不調は「血の道症」というカテゴリーでくくられてきたものです。それほど「血」は、女性の不調と密接な関係にあると、考えられてきたといえます。

「血」が滞ると血行障害によって「瘀血《おけつ》」、血液や栄養分が足りなくなる「血《けっ》虚《きょ》」と呼ばれる状態になります。

「血」が滞った部位には、痛みやしみが生じ、さらには高血圧などを発生するとも考えられています。

「血」は脳の働きにも影響があり、停滞したり不足すると、記憶力や集中力がなくなったり、ぼんやりとしたり、イライラしたりといった症状があらわれます。「血」の流れをさまたげる原因は、冷えや食生活の乱れなどさまざまですが、滞ると老廃物が排出されにくくなります。そのため逆に良好な場合は、顔色もよく、精神も安定してきます。

これらを緩和するためには、まず体を冷やさないようにしましょう。さらに血のめぐりを促すような生姜《しょうが》や玉ねぎ、唐辛子など辛み成分のある食品を、食事に加えるのも効果的です。

そしてさらに効果を高めるために、「血」の流れをよくして、老廃物を排出するために漢方薬を処方します。服用することで、より全身のすみずみまで「血」が巡れば、健康な状態を維持できるのです。

# 血《けつ》はこんな人

## 体の特徴

- 体が冷える
- よくのぼせる
- よく頭痛を引き起こす
- 太鼓腹でお腹ぽっこり
- 顔色が悪い
- 目のまわりにクマがある
- 便秘気味
- 肩こりがある　● 耳鳴り
- じんましん、湿疹が多い
- 月経痛がある

## メンタルの分析

- いつも気を使いすぎる
- 寝ているときも緊張している
- 集中力がない
- いつもぼーっとしている
- 良眠を得られない

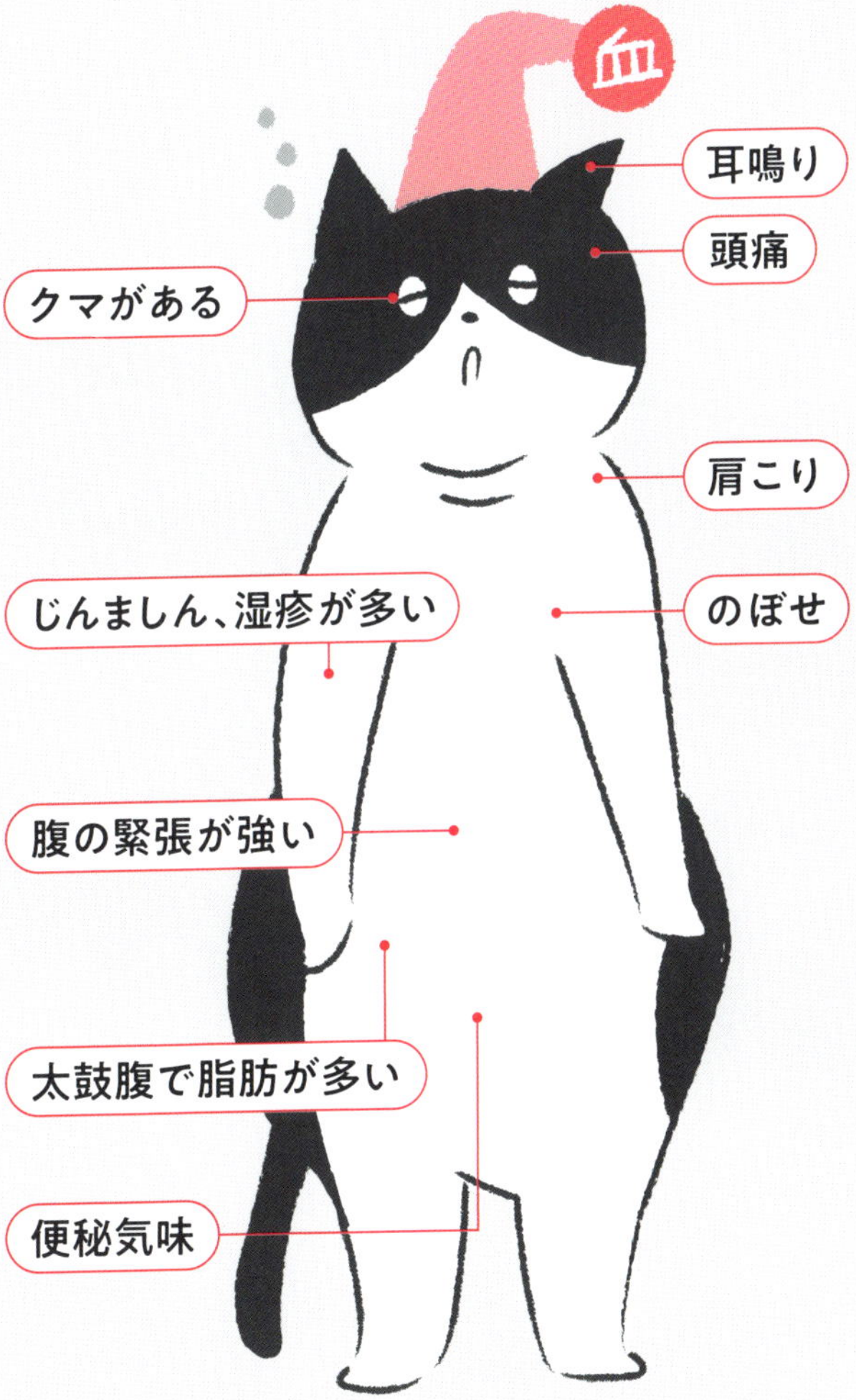


血がめぐると顔色改善、
思考回路も全開！

## 血《けっ》タイプには瘀血《おけつ》と血虚《けっきょ》の2タイプが！

「血」の巡りが原因で起こる体の不調は、２つあります。血が滞る「瘀血《おけつ》」と、血液や栄養分、酵素などが不足する「血虚《けっきょ》」です。ちなみに「虚」には、必要なものが足りていないという意味があります。

「瘀血」はいわゆる血行障害を起こして、血が滞っている状態です。漢方では「血」が滞った部位には痛みが起こると考えがあるため、肩こりや頭痛、月経痛なども、その原因は「瘀血」によるものと考えられています。

また「瘀血」になると、体内に余分なものを溜め込むことになるので、色素沈着、うっ血、皮下出血やあざができやすくなります。このタイプの人のもっともわかりやすい症状は、目の下のクマです。私も体質タイプを判断するときに、クマがあると「血」タイプと判断することが多くなります。

ほかにも「瘀血」が引き起こす症状としては、生理不順、不正性器出血、高血圧などがあります。

もうひとつの「血虚」は、血液や栄養分が足りていない状態。当然、強い疲労感を感じ、顔色もすぐれないということになります。

「血虚」は美容面にも影響し、肌はツヤもない状態で、さらに肌荒れを発生することも少なくありません。髪も肌と同様にツヤがないばかりか、脱毛や白髪《しらが》の原因にも。また爪の色も悪く、もろくもなります。

「瘀血」、「血虚」ともに、代謝が落ちていることは同じ。必要なものは吸収して、余分なものは排出するという流れが滞って、余分なものを溜め込んでいます。これが続くと、溜め込み体質になってしまい、脂肪まで溜め込んで太りやすくなってしまいます。

そこで代謝をアップし、いらないものを体外に排出する効果のある漢方薬で、改善を図るようにします。

# 瘀《お》血《けつ》カルテ

## 温活と食生活が大切

- 肩こりや月経痛などの痛みには、体を冷やさないようにし、生姜や唐辛子などで、血の流れを促進する食品を摂る。
- クマやしみといった肌の色素沈着には、紫外線を避けて老廃物を溜めない。
- 生理不順や月経異常は、無理なダイエットをやめて、血の巡りをよくすること。さらに玉ねぎや青魚などを食生活に取り入れ、血液をサラサラにする。
- 緊張しやすいので、リラックスを心がけて。

# 血《けつ》虚《きょ》カルテ

## めぐりを高める食生活を

- 栄養不足から疲れやすくなっているので、レバーや青魚など滋養のある食事を。
- 肌や爪、髪のつやがなく、荒れた状態は、血の巡りの回復が大切。老廃物を除いて流れをスムーズに。
- 眼精疲労、睡眠障害も疲労の原因。スマホやPCはなどの見過ぎを避け、目と心を休めましょう。
- 集中力や思考力の低下を防ぐには、血流の改善とともにリフレッシュする環境づくりを。

教えて
ドクター工藤

# 血《けつ》タイプは排泄力アップでダイエット

「血」タイプの太る原因は、血液の巡りが悪く、体の中で運ばれなかった栄養が溜まって、代謝が落ちているからです。つまり、排泄《はいせつ》力が低下しているということになります。

正常であれば、食べたものを消化して、必要なものは必要な分だけ吸収し、余分なものは排泄するという流れになります。しかし、この流れがせき止められると、余分なものが溜まって体がよどんでしまいます。

これが「血」タイプが太ってしまうメカニズムです。流れを正常化しないと、ますますよどんで、どんどん太ってしまいます。

大切なのは代謝コントロールを正常化し、余分なものを排泄しやすい体にしておくことです。それには排便をスムーズにして、脂肪や老廃物などの不要物を、体外に排出するようにします。

まずは毎日の排便を習慣づけて、溜め込み体質から脱却。そして代謝のよい体にしましょう。腸内環境が整うと、老廃物が溜まりにくくなり排泄力もアップします。「血」タイプの肥満の特徴は、ぽっこり太鼓腹《たいこばら》。つまりお腹まわりに肉がつきやすいのです。排泄がスムーズになって便秘が解消されれば、お腹もすっきりしてきます。

排泄力を高めるには、食物繊維の多い野菜やきのこなどを多く摂り、水分も十分に補給します。その食べたものを効率よく体にめぐらせ、排泄をサポートするのが、漢方薬になります。

「血」タイプの患者さんに処方するのが、防風通聖散《ぼうふうつうしょうさん》です。排便ばかりか、血流や水分の代謝までも促進します。こうして血のめぐりを高めることで、脂質代謝もよくなり、溜まった脂肪を燃やす体にします。この漢方薬はお腹まわりだけでなく、皮下脂肪の多い肥満症の改善にも効果を発揮します。

教えて
ドクター工藤

# おすすめの漢方処方

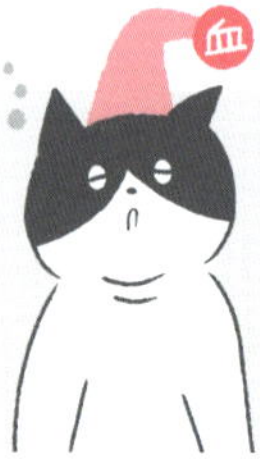


溜め込まない体になる、ぴったりの漢方薬を教えて

便や老廃物の
排出を助ける、
防風通聖散です

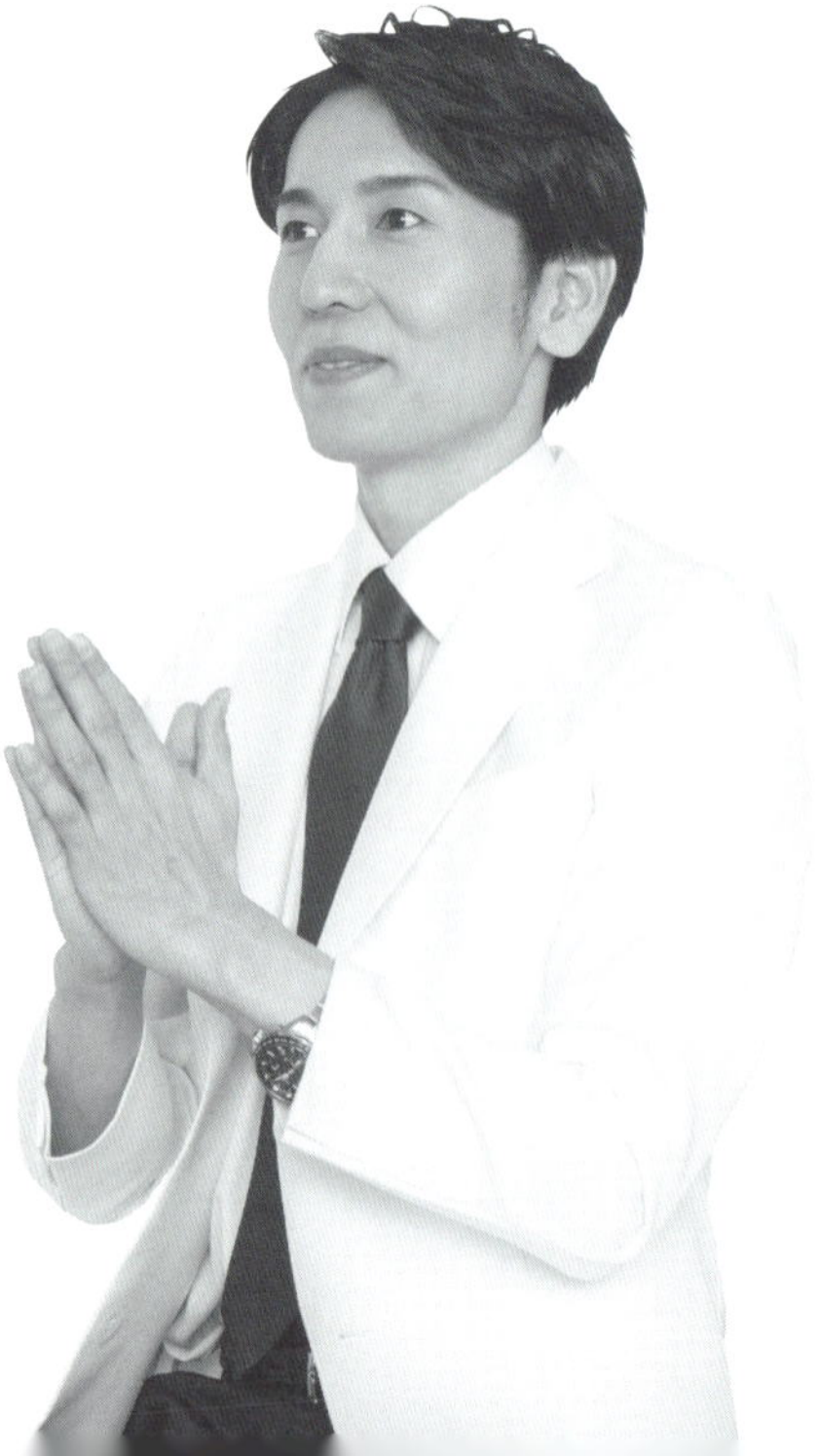

# 防風通聖散《ぼうふうつうしょうさん》

［こんな成分でできています］

- トウキ（当帰）
- シャクヤク（芍薬）
- センキュウ（川芎）
- マオウ（麻黄）
- キキョウ（桔梗）
- ケイガイ（荊芥）
- ボウフウ（防風）
- ハッカ（薄荷）
- カッセキ（滑石）
- ビャクジュツ（白朮）
- カンゾウ（甘草）
- サンシシ（山梔子）
- レンギョウ（連翹）
- セッコウ（石膏）
- オウゴン（黄芩）
- ダイオウ（大黄）
- ショウキョウ（生姜）
- 乾燥硫酸ナトリウム（芒硝）

# 防《ぼう》風《ふう》通《つう》聖《しょう》散《さん》が効くわけ

防風通聖散《ぼうふうつうしょうさん》は18種類の生薬《しょうやく》を使った漢方薬です。お腹に溜まった便を、スムーズに排出する効果を持ち、便秘改善をサポートします。

また過食や暴飲暴食で発生する熱を取り除く、処方もされています。熱を体外に排出するときには、汗や尿なども一緒に体外に排出されます。この働きで代謝を活発にし、溜め込んだ脂肪を燃焼します。これが肥満症の改善につながるというわけです。

ほかにも老廃物が溜まってできる、にきび、湿疹、肌荒れを改善する働きもあります。

毎日、規則正しい排便があると、代謝サイクルが整います。結果として、リバウンドしにくい、そして太りにくい体質に改善されます。

効果効能

## 便＋老廃物をスムーズ排出

- 腹部の皮下脂肪燃焼
- 便秘改善
- 動悸《どうき》改善
- 肩こり緩和
- むくみ改善
- 胃腸の熱を取る
- 老廃物の排出
- 発汗促進
- 利尿作用
- にきび、湿疹、肌荒れ改善

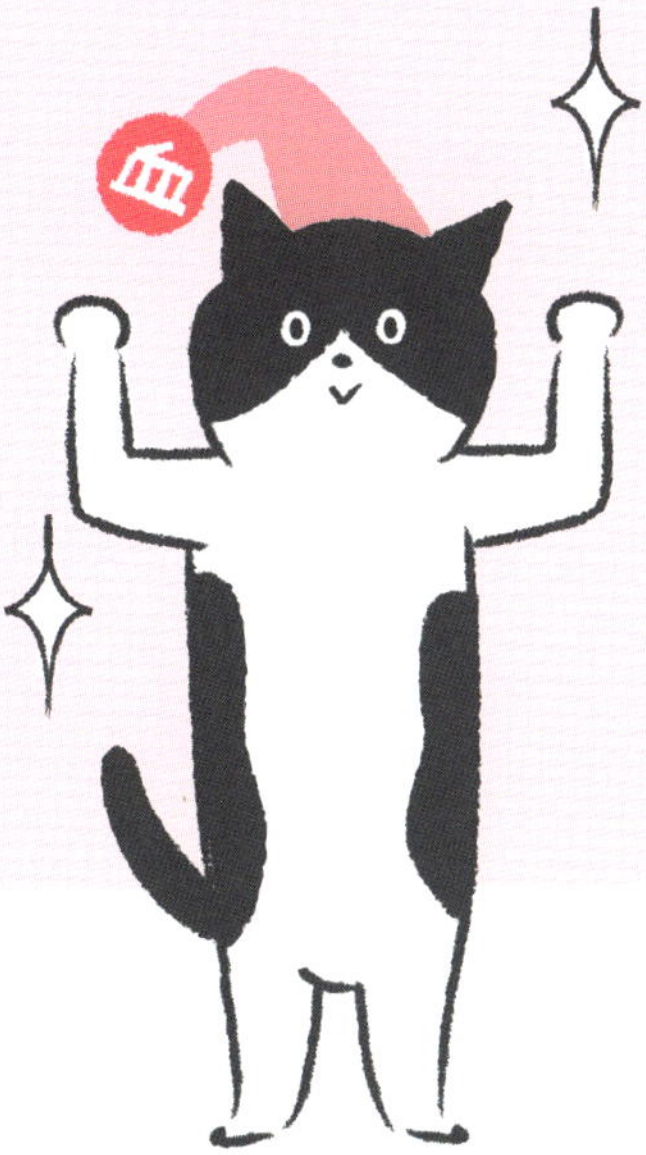

# 水《すい》タイプ

「水」は血液以外の体液のことで、生体をウイルスや細菌といった外敵から守る機能があります。西洋医学のリンパ液と同じような役目で、全身をめぐって抗体を作る、いわば免疫《めんえき》系の司令塔といった立場です。

「水」は摂取した食物の水分から、人の体で消化吸収され体を潤していきます。この「水」の流れが停滞すると、水分代謝が悪くなります。このように余分な水が体内に溜まって、悪い状態を招くことを「水毒《すいどく》」といいます。

もっともわかりやすい不調は、むくみ。水分は細胞や血管からしみ出したり、戻ったりしながら入れ替わっていきます。しかしこの水分がうまく回収されず、細胞のすき間に溜まってしまう場合があり、この状態がむくみです。

むくみは下肢に生じることが多く、そのため「水」タイプの人はひざや足首などに、関節痛を引き起こすことも少なくありません。

また余分な水分が体内にあるので、頭や体が重くてだるい状態のため、疲れやすく、肩こりなども起こってきます。

体に「水」が溜まった状態になる、この体質タイプの肥満は、色白ぽっちゃり型。よくいう「水太り」という太り方です。私が患者さんをタイプ分けするときに、ひと目でわかるのが、この「水」タイプです。

「水」タイプは筋肉量が少なく、お尻や太ももなどに皮下脂肪が付きやすくなります。また胃腸の働きも低下しがちですが、これは水分の停滞により、消化がうまくできないことが原因と考えられます。

これらの不調を改善するには、余分な「水」をできるだけ排出することです。冷たい食物や飲み物の摂り過ぎに注意し、消化吸収を助けながら、余分な「水」をとり除く漢方薬を服用します。ぬるめの湯に浸かる入浴も効果的です。

# 水《すい》はこんな人

## 体の特徴

- 色白
- 尿が出にくい
- 汗をかきやすい
- 関節痛がある
- ぽっちゃりしている
- 体や頭が重い
- むくみがある
- 疲れやすい
- 筋肉がない
- お腹が出ている

## メンタルの分析

- 疲れやすい
- 睡眠時間が短い
- ほとんど運動しない
- 動くのが億劫

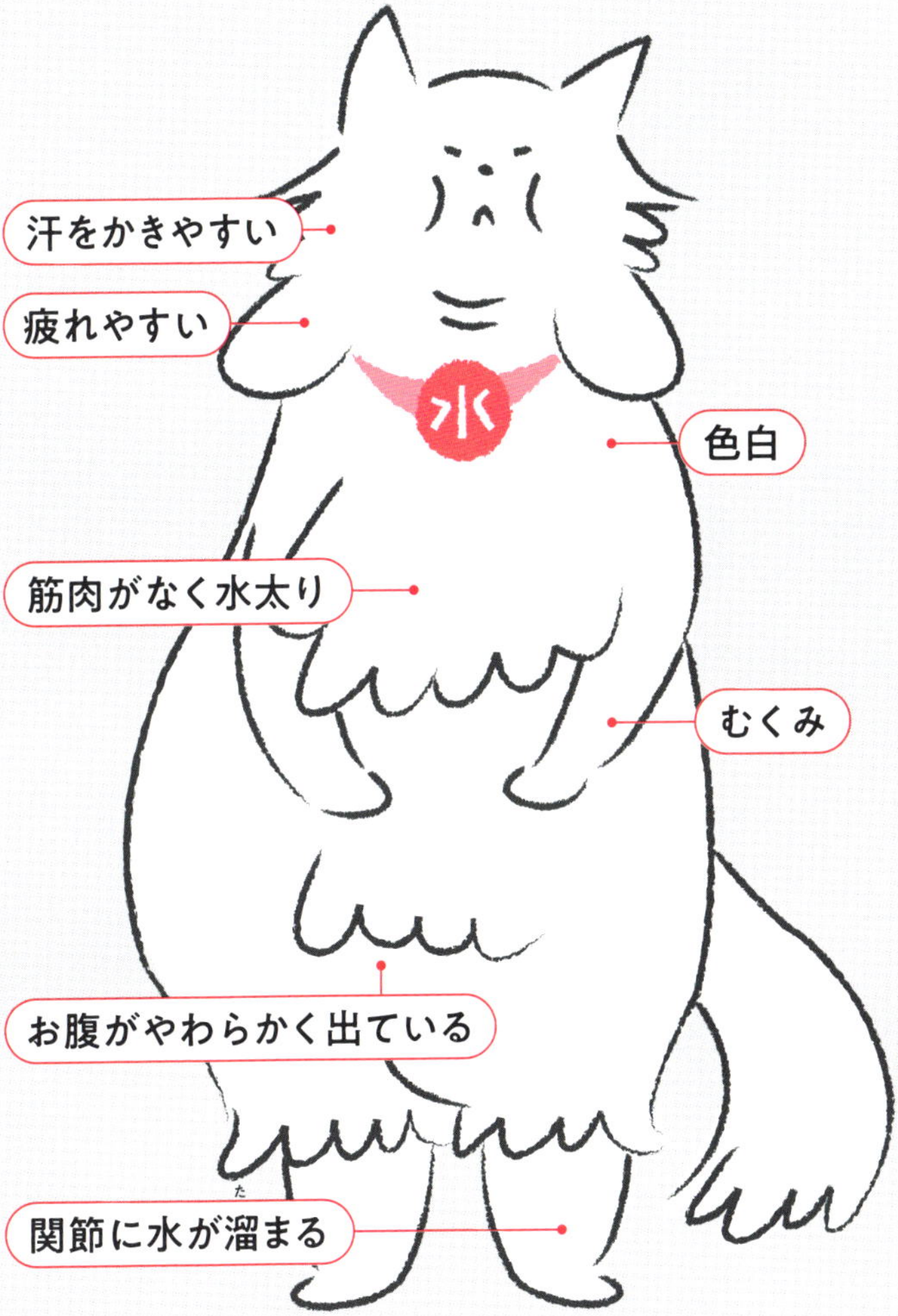
汗をかきやすい
疲れやすい
水
色白
筋肉がなく水太り
むくみ
お腹がやわらかく出ている
関節に水が溜《た》まる

余分な水分を体外へ
本来の細スタイルに戻す

# 水《すい》毒《どく》カルテ

## 巡りを高める食生活を

- 水分が体に溜まってだるく重いので、意識してトイレに行く回数を増やし、入浴で体を温めたり、マッサージを。
- むくみには冷えが大敵。冷たい飲み物を避け、水分代謝に効果を発揮する豆類を多く摂取。
- 筋肉がないので、肉や魚、大豆製品などのたんぱく質を食事に多く摂り入れ、筋力アップにつなげる。
- 軽いウォーキングやストレッチで、少しでも汗をかく。

## 混合タイプもあります

「気・血・水」の体質タイプが重なっている場合も。
これは体内のエネルギー、血液、水分の調和が
取れていないため、症状も重なってきます。
ここでも症状に合った漢方薬が強い味方になります。

### 気虚＋血虚＝気《き》血《けつ》両《りょう》虚《きょ》

精気や肌つやがなく、症状は疲労感、貧血など。

**おすすめ漢方▸「人参養栄湯《にんじんようえいとう》」**

### 気虚＋水毒＝脾《ひ》胃《い》気《き》虚《きょ》

胃腸が弱く食欲不振、冷え、胸につかえなどを感じる。

**おすすめ漢方▸「六君子湯《りっくんしとう》」**

### 気滞＋瘀血＝肝《かん》鬱《うつ》気《き》滞《たい》

精神が不安定で疲労倦怠感とイライラが反復する。

**おすすめ漢方▸「加味逍遙散《かみしょうようさん》」**

### 血虚＋水毒＝脾《ひ》胃《い》陽《よう》虚《きょ》

冷えが強く、疲れ、胃腸虚弱や下痢などを感じる。

**おすすめ漢方▸「当帰芍薬散《とうきしゃくやくさん》」**

教えて
ドクター工藤

# 水《すい》タイプのむくみの原因は水毒《すいどく》

「水」タイプの場合、水分を巡らせる力が落ちて水分代謝が低下して、その分、無用で余分な水分がカラダに溜まりやすくなっています。

このタイプは全身がむくみやすいのですが、それだけでなくやわらかい脂肪もつきやすいのが特徴です。見た目は、色白で筋肉にしまりのないぽっちゃり体型＝水太りとなります。

「水」タイプの代謝が落ちる原因は、水のめぐりが悪くなって、体が「水毒」という状態になっているのです。

水のめぐりは水の排泄とめぐりのバランスで成り立っています。この2つのどちらかが異常事態になり、バランスが崩れると、体内に余分な水が溜まってしまいます。この水のめぐりの滞りをくり返しているうちに、水が溜まりやすい水太り体質へと移行してしまうのです。

水毒となっている体は、溜め込んだ水分を全身に巻き付けているような状態。ですから体が重くてだるく、動くのも、ましてや運動するのも億劫《おっくう》になってしまいます。運動すると体力を消耗し、さらに疲れるといった悪循環で水分代謝も低下します。そうなるとより活動量は減るわけですから、肥満の度合いは増すばかりです。

改善するには、まず余分な水を排泄することです。水は汗や尿から体の外へ排泄されていきますから、できるだけトイレの回数を増やし、汗をかくようにしましょう。

しかし残念なことに「水」タイプは、尿の出る回数や量が少ない傾向にあります。だからといってむやみに水分補給ばかりしていると、体に過剰な水分を取り込むことに。冷水ではなく常温や白湯で上手な水分補給をし、さらに漢方薬で余分な水を排泄し、水をめぐらせて水分代謝をサポートします。

教えて
ドクター工藤

# おすすめの漢方処方

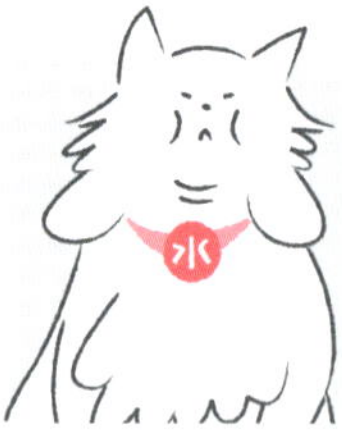

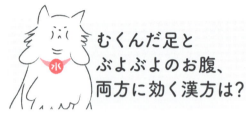

## むくんだ足と
## ぶよぶよのお腹、
## 両方に効く漢方は?

水分代謝を促し、
体引きしめ効果のある
防已黄耆湯がおすすめ

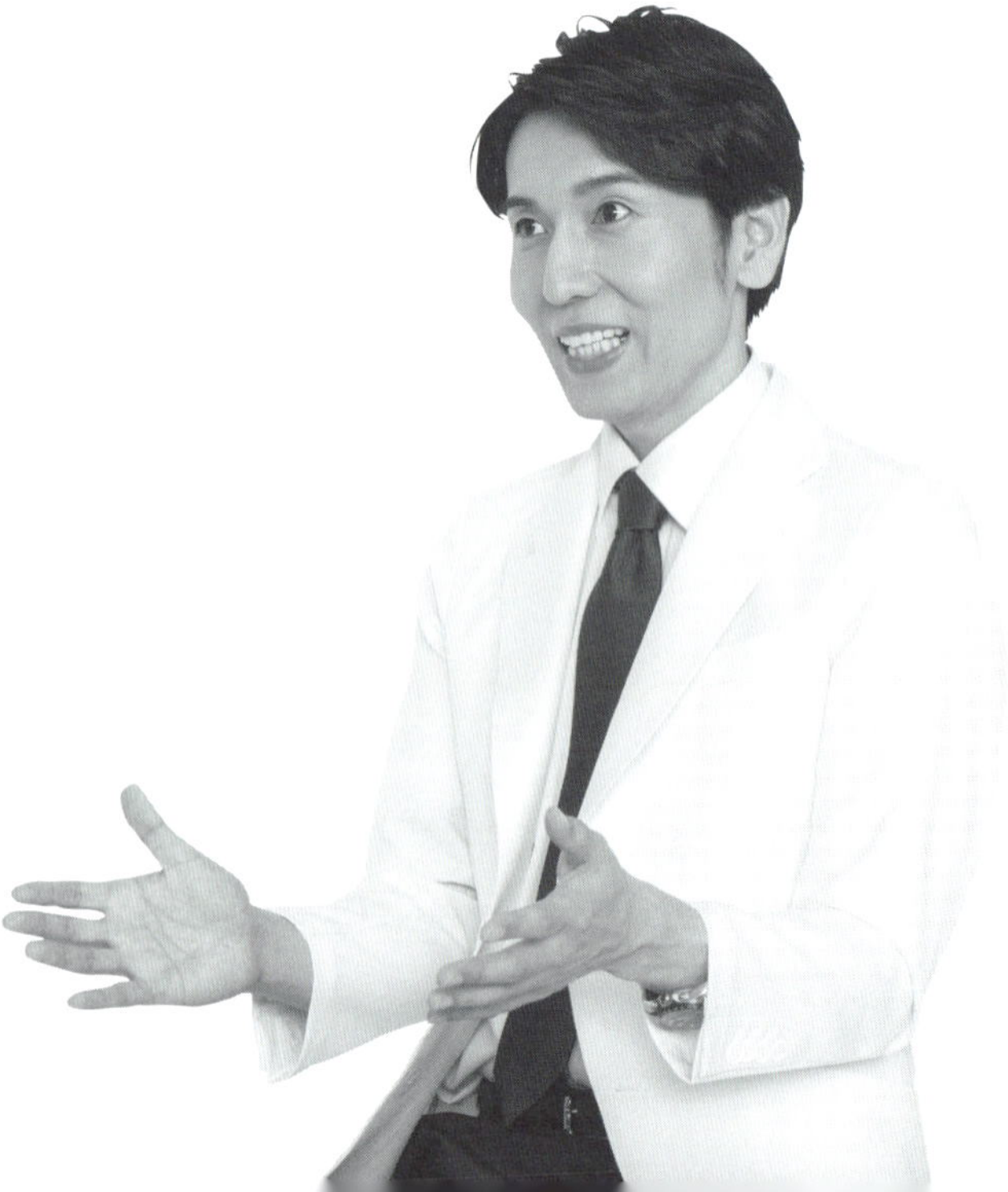

# 防已黄耆湯《ぼういおうぎとう》

▼

〔こんな成分でできています〕

- **ボウイ（防已）**
→ オオツヅラフジの茎及び根茎の乾燥
- **ショウキョウ（生姜）**
→ ショウガの根茎の乾燥
- **オウギ（黄耆）**
→ キバナオウギの根の乾燥
- **タイソウ（大棗）**
→ ナツメの果実の乾燥
- **ビャクジュツ（白朮）**
→ オオバナオケラの根茎の乾燥
- **カンゾウ（甘草）**
→ マメ科カンゾウ属植物の根や根茎を乾燥

# 防《ぼう》已《い》黄《おう》耆《ぎ》湯《とう》が効果を発揮するのは、なぜ？

防《ぼう》已《い》黄《おう》耆《ぎ》湯《とう》は、6種類の生薬からなる漢方薬。水分循環を促す効果が期待でき、ぽっちゃり水太りを改善し、つらいむくみを緩和するといった働きがあります。

また関節の腫れや痛みをやわらげ、汗をかきやすい多汗症の改善にも活用できる漢方薬です。

そして胃腸を元気にする効果もあり、食物をエネルギーに変え、消化を助けながら余分な水も取り除きます。こうして水分代謝を活性化させることで、筋肉のない体を引き締める効果が生まれると、肥満が改善されます。

エネルギーを使う力が高まると、全身の機能も高まるので、疲れにくい体に変わります。

効果効能

## 水分調整＋疲労回復

- 疲労回復
- むくみ改善
- 汗をかきやすくする
- 肥満に伴う関節の腫れや痛み緩和
- 筋肉の引き締め効果
- 水太り改善
- 水分代謝促進
- 健胃整腸効果

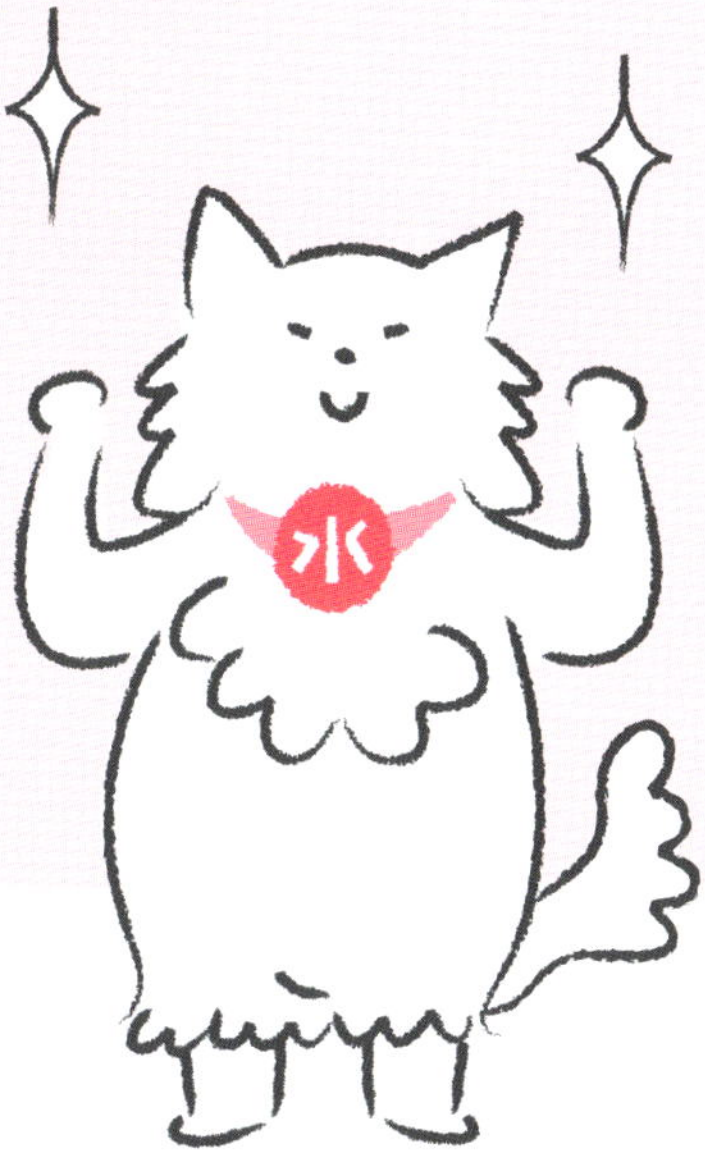

# 4章

# ゆるやせ 6つのポジティブ・ルール

私のクリニックでは患者さんに、毎日体重を量ってグラフにつけ、6つの項目ができているかチェックをしてもらいます。

できることからひとつずつでかまいません。

このポジティブ・ルールが定着していけば、必ずやせていきます。

# 〈グラフ化体重日記〉

「起床直後」「朝食直後」「夕食直後」「就寝直前」の1日4回、
体重を量ってグラフにしていきましょう。
体重の増減をグラフにすることで、自分自身を見つめ直すことができます。

**1日4回量る理由**
・「起床直後」の体重は、あなた本来の体重です。
・「朝食直後」に量ることで朝食の量が、「夕食直後
・「就寝直前」に量ると、夕食後に間食した量がわた
・ダイエット期間中の1食の目安は、女性は400～

| 日付 | 月　日(　) | 月　日(　) | 月　日(　) | 月　日(　) | 月　日(　) | 月　日 |
|---|---|---|---|---|---|---|
| 体重<br>1メモリ:200g<br>(　　　)kg<br>(　　　)kg<br>(　　　)kg<br>(　　　)kg | | | | | | |
| □枠内は(◎・○・△・×)で記入してください | 起床直後・朝食直後・夕食直後・就寝直前 | 起床直後・朝食直後・夕食直後・就寝直前 | 起床直後・朝食直後・夕食直後・就寝直前 | 起床直後・朝食直後・夕食直後・就寝直前 | 起床直後・朝食直後・夕食直後・就寝直前 | 起 |
| 便のスッキリ度 | | | | | | |
| ①空腹感が出たら食べる | | | | | | |
| ②迷うときは食べない | | | | | | |
| ③一口ごとに箸を手放す | | | | | | |
| ④空腹感が消えたら食べるのをやめる | | | | | | |
| ⑤迷うときはやめる | | | | | | |
| ⑥残りものはすぐ片付ける | | | | | | |
| 睡眠時間 | .　時間 | .　時間 | .　時間 | .　時間 | .　時間 | . |
| 1日の行動で気づいた点 | | | | | | |
| 明日の目標 | | | | | | |

# 楽しいから続く、ダイエットの効果

ダイエットが成功するために大切なことは、つねに明るく前向きで、楽しみながら行なうことです。好きなものを禁止したり、極端に食べる量を減らすなど、厳しい食事制限はつらいことばかり。毎日ネガティブな気持ちに支配されて、結局リタイアしたくなってしまうわけです。

「ゆるやせ漢方ダイエット」では、禁止事項という設定はありません。その代わりに、食事のときに取り入れてほしい習慣として6つのポジティブ・ルールがあり、できることからひとつずつクリアしていきます。

ポジティブ・ルールは、だれもが簡単に行なうことができますが、意識していないとなかなか実践できないことばかりです。しかし、生活に定着してくると、いつのまにか食べ過ぎやよくない食習慣が改善され、ダイエットの効果を実感で

# どれからTRYする？

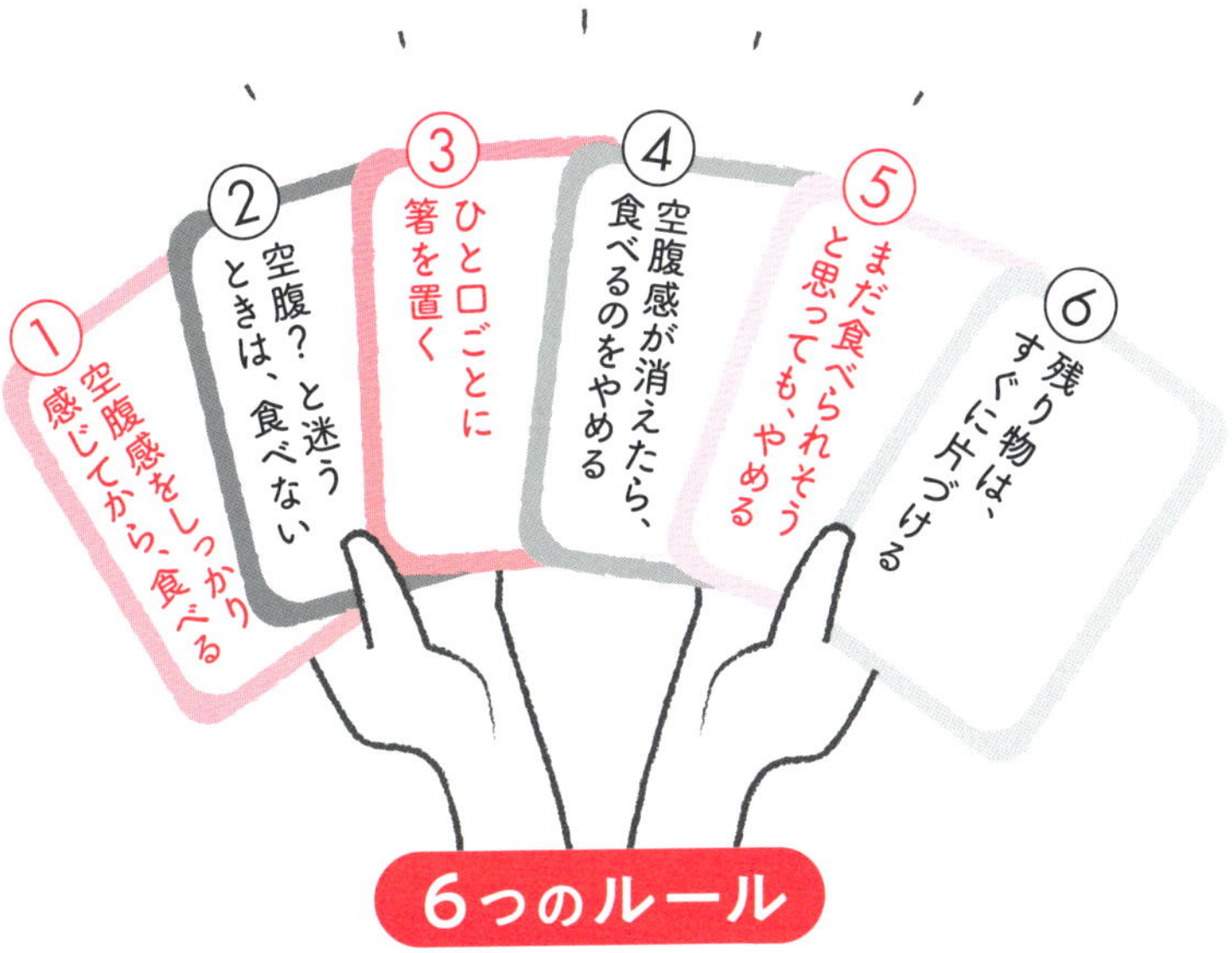
1 空腹感をしっかり感じてから、食べる
2 空腹？と迷うときは、食べない
3 ひと口ごとに箸を置く
4 空腹感が消えたら、食べるのをやめる
5 まだ食べられそうと思っても、やめる
6 残り物は、すぐに片づける
6つのルール

きます。

ポジティブ・ルールができるようになると、皆さん「楽しい」「やめたくない」「ずっと続けたい」とおっしゃいます。それは、やせることはもちろんですが、体調がよくなり、自然に食行動がコントロールできるようになって、前向きな気持ちが持続するからでしょう。

楽しくなければダイエットは続かないということです。

ルール1

# 空腹感をしっかり感じてから、食べる

食事は空腹になってからにしましょう。こう言うと「当たりまえ」と思う人もいるでしょう。しかし、太ってしまう人は、「空腹」についての認識がズレている人がほとんどです。

空腹とは、お腹が空っぽで、グーっと鳴るくらいの状態のことです。「満腹でない」とか、「まだ食べられる」というのは、空腹ではないのです。少しでもお腹がすくと食べるクセがついていると、いつまでたってもやせられません。

また、「食事の時間だから」「忙しくて食事の時間がなくなるから」と、空腹でないのに食べることも太る原因。他にも、「食べ残しがもったいないから」「いただき物があったから」など、理由を見つけては食べていませんか？「空腹でなければ食べない」ということを心に決め、やせる食習慣を身につけましょう。

# お腹のベルが食事の合図

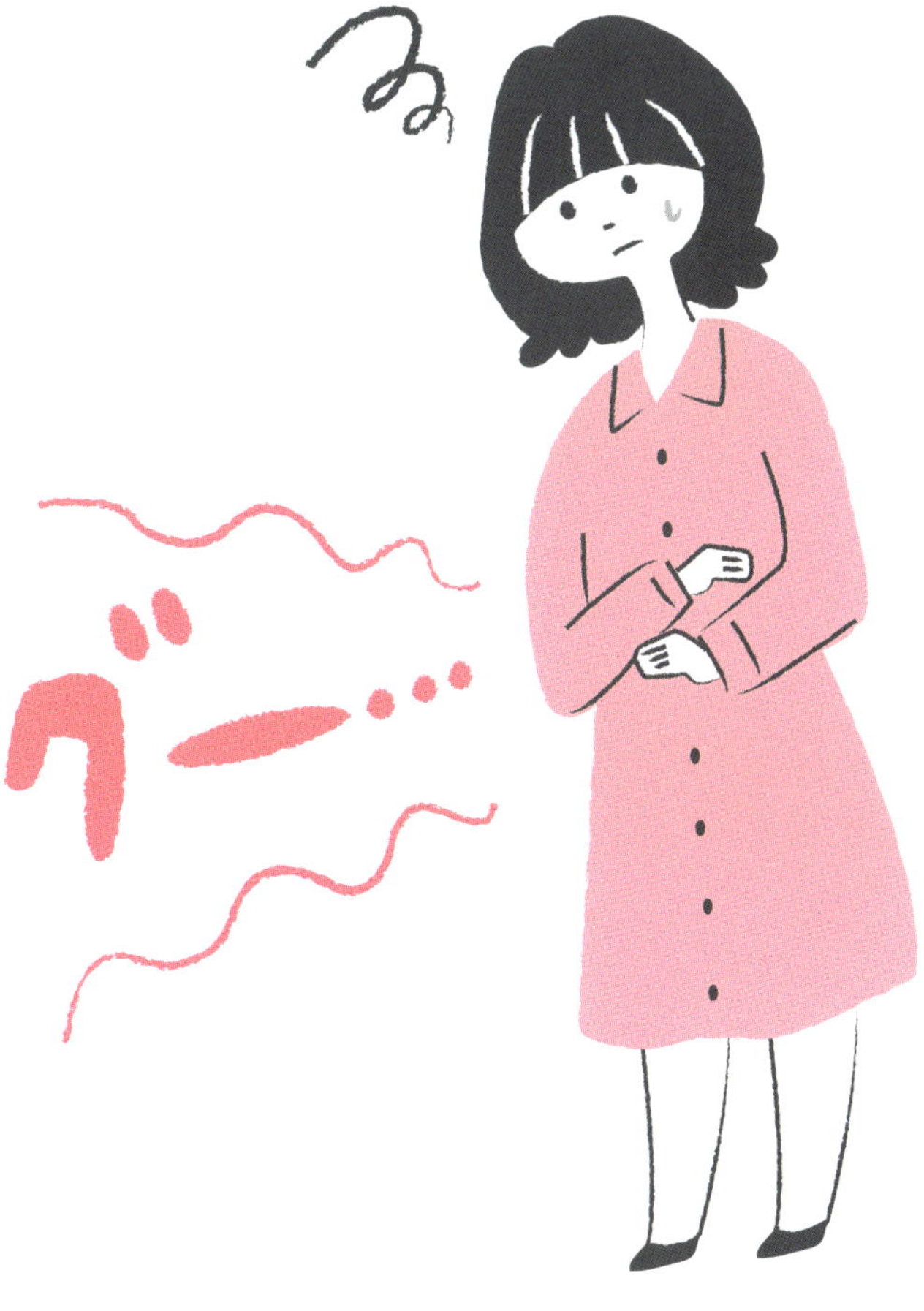

ルール
2
# 空腹？と迷うときは、食べない

日常のなかでは、「なんとなくお腹がすいたなぁ」とか、「そろそろ空腹感が出てきたかも」と感じることがありますね。口さみしかったり、「小腹がすいた」なんて感じるのもこんなときです。

しかし、「ゆるやせ漢方ダイエット」のポジティブ・ルールでは、こうした空腹かどうか迷うような状態で食べることはしません。強い空腹感があって、「あーお腹がすいたぁ！」と思うまで待つのです。

とはいえ、ときにはつい食べてしまうこともあるでしょう。そんな場合でも気持ちをポジティブにして自分を責めず、「私には伸びしろがある」と思ってください。ダイエットの強敵は自己嫌悪です。ポジティブ・ルールは、すぐには無理でも、明るい気持ちで自分を信じていれば、必ずできるようになる食習慣です。

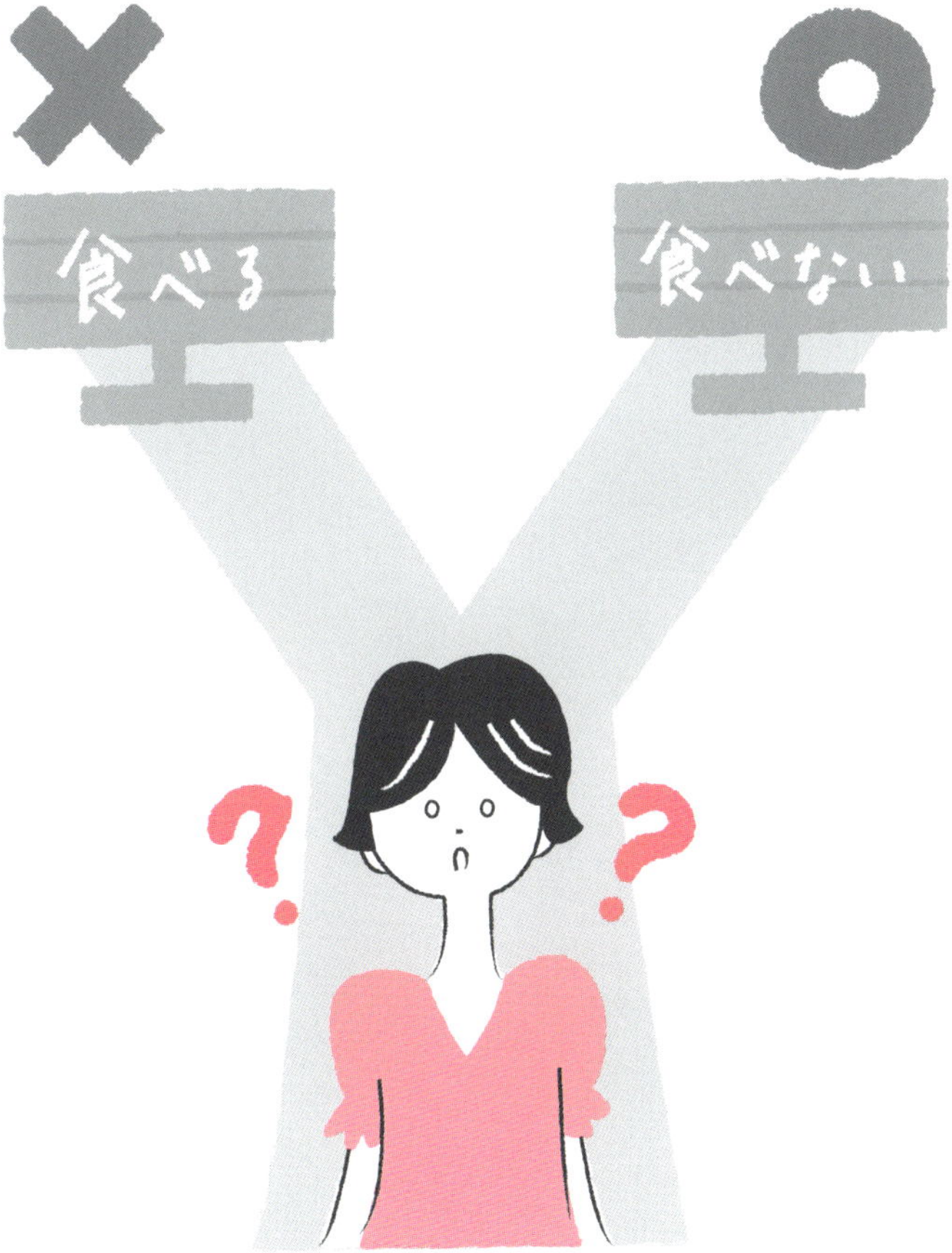


# 迷ったら、選ぶのはNO!

ルール 3

# ひと口ごとに箸を置く

健康のために「ひと口食べたら30回嚙《か》みましょう」というフレーズは聞いたことがあるかと思います。よく嚙んで食べることは、早食いや大食いを防止し、ダイエットにもとても効果的です。

しかし、実際に毎回30回数えながら食べるのは至難の業ですね。そこで、ひと口ごとに箸を置いて手から離し、飲み込んでからまた箸を持つ、ということを繰り返すようにします。咀嚼《そしゃく》しているときは、背筋を伸ばして、じっくり味わうこともポイントです。

箸を置くことができるようになれば食への衝動性が抑えられるので、食べる量が大幅に減って4~5kgやせる人もいます。また、それまでのダラダラ食いから上品な食べ方に変わるので、周囲からの印象もアップすることでしょう。

# 箸置きを活用すると効果的

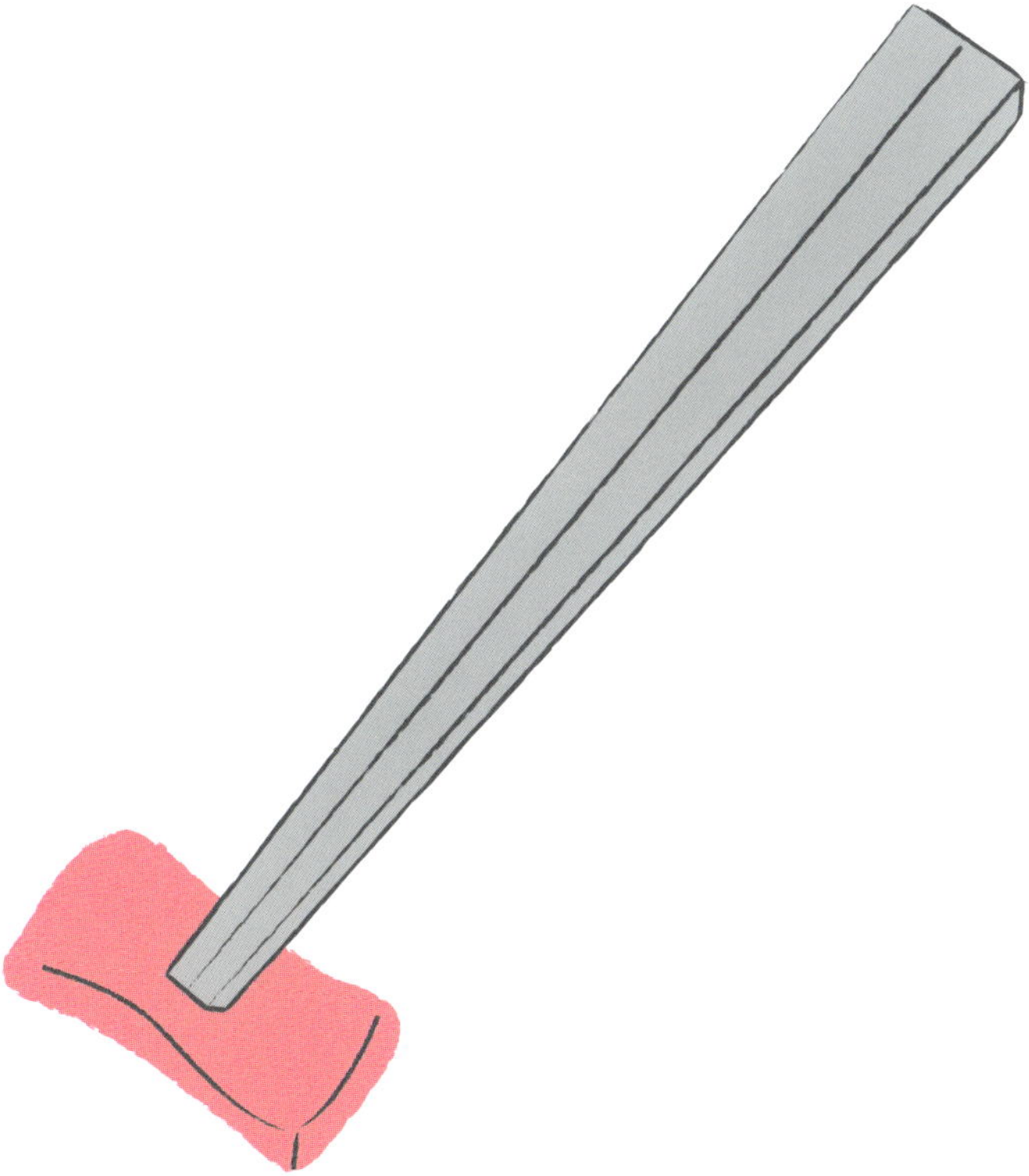

ルール 4

# 空腹感が消えたら、食べるのをやめる

食事を始めてある程度お腹がいっぱいになっても、「まだ食べられる」と胃袋のすきまに食べものを詰め込んでいませんか？　しっかり空腹を感じてから食事を始めても、満腹になるまで食べてしまうと、残念ながら太ってしまいます。

やせるためのポイントは、お腹いっぱい食べるのではなく、お腹がすいていない状態になったら、食べるのをやめること。

また、太っている人には早食いの人が多く、脳の満腹中枢が刺激される前に食べ過ぎてしまい、その状態を満腹と勘違いしている人がほとんどです。さらに腹八分目の状態でも、お腹がすいた状態と思い込んでしまう傾向にあります。

食事の到達イメージを、満腹ではなく、空腹感が消えることに差し替えましょう。慣れてくると当たり前になるので、ぜひ習慣化するようにしてください。

## 食欲 (@^^)/~~~

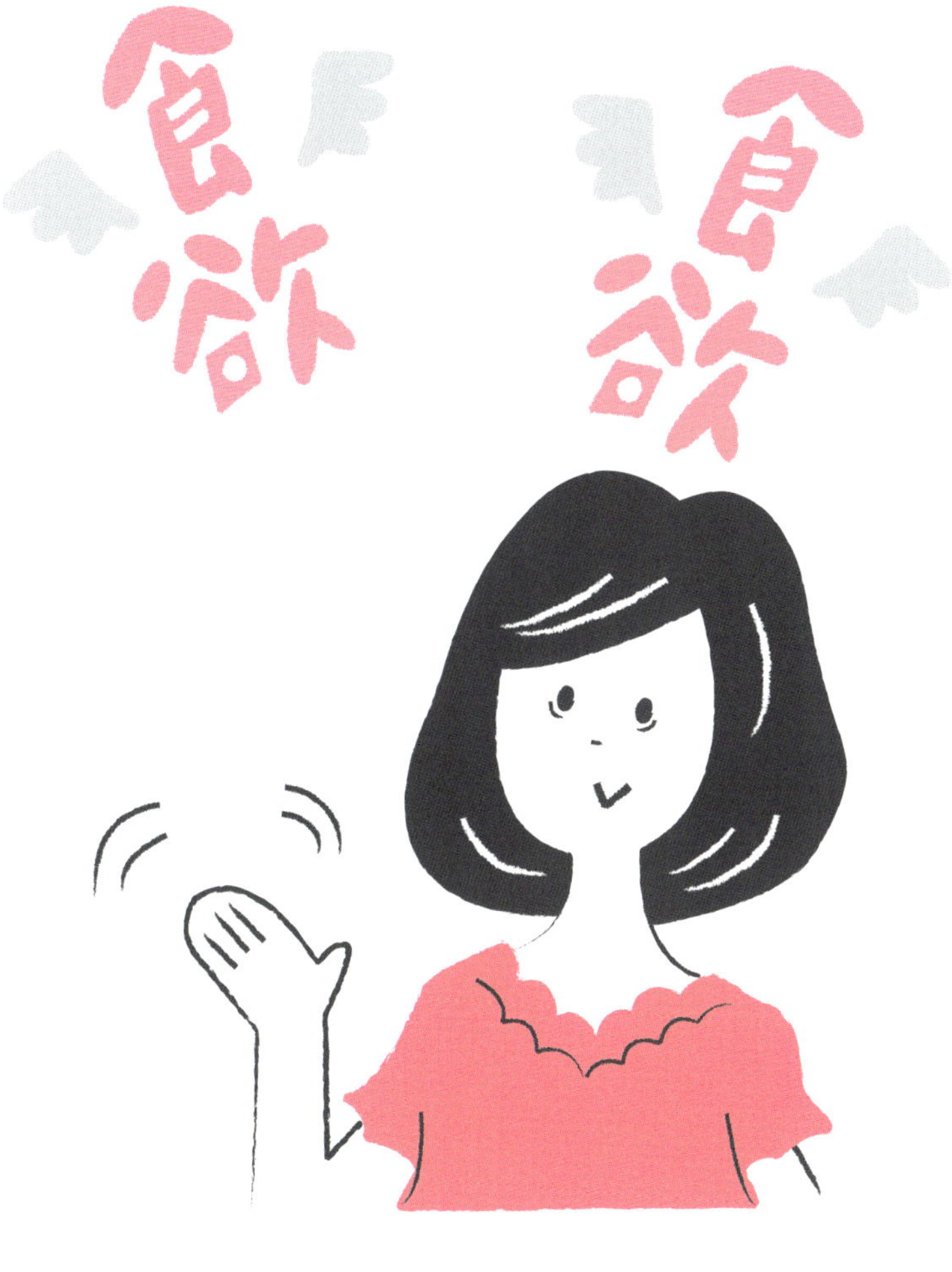

ルール5

# まだ食べられそうと思っても、やめる

お腹がすいていない状態でダラダラ食べ続けていた人の中には、空腹感がわかなくなってしまっている場合があります。そのため、ポジティブ・ルール④の「空腹感が消えたら食べるのをやめる」と言われても、空腹のサインをキャッチできません。どの時点で空腹感が消えたのか分からず、結果として満腹になるまで食べ続けてしまうことになってしまいます。

こうした食べ過ぎを防止するために、食事中に空腹感が消えたならば、「迷うときはやめる」ことをルールにしています。たとえ、あと一口だけ料理が残っていたとしても、潔くあきらめます。

そんなちょっとした節制ができる日が増えていくことで、やせる食習慣となっていきます。

# 残り物…

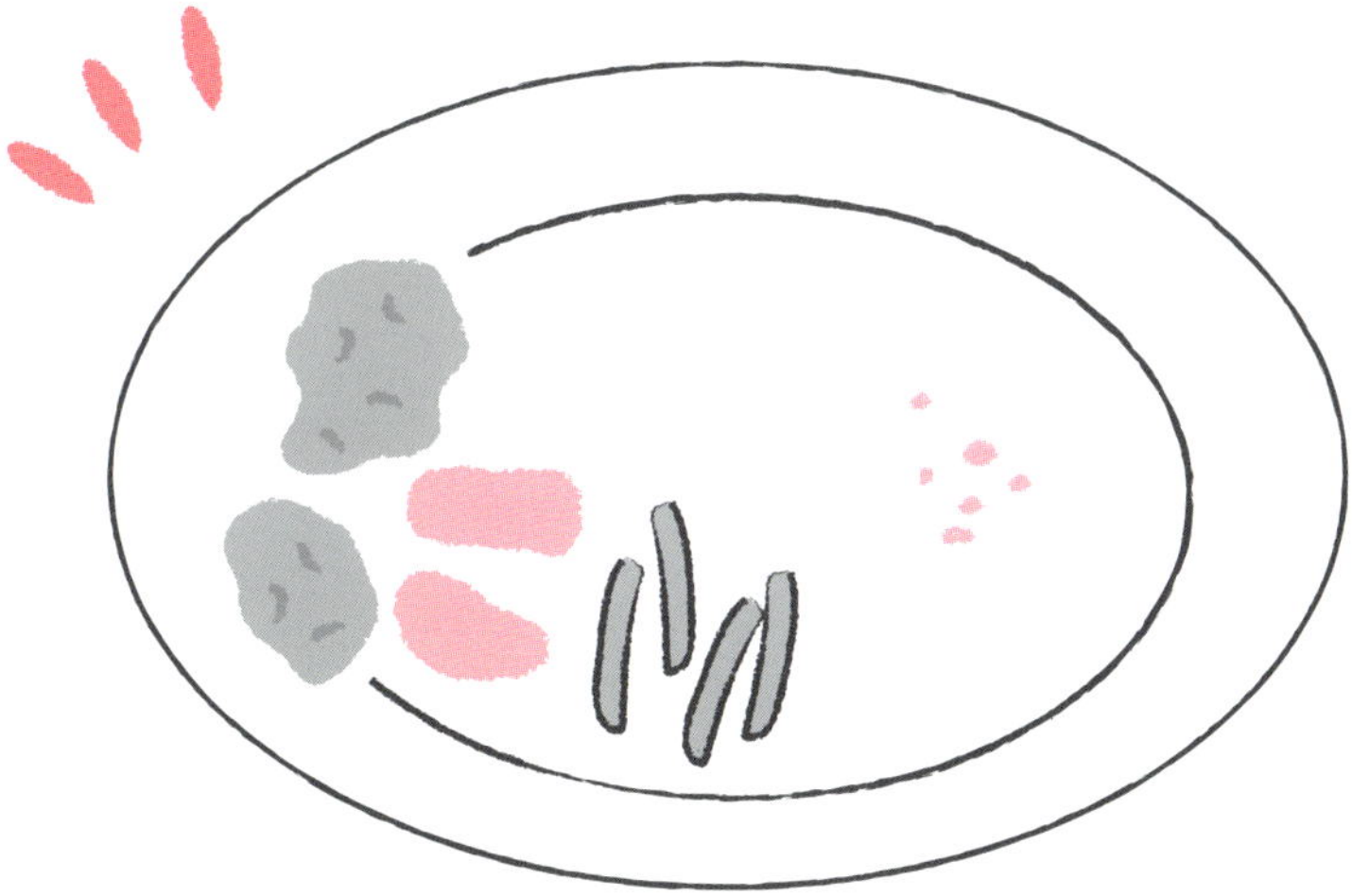

## そのひと口が
## デブの素

ルール 6

# 残り物は、すぐに片づける

人は目の前に食べものがあると、いつまでも食べ続けてしまう習性があるそうです。ある実験で、食べている人に分からないようにスープ皿の底に穴を開け、そこからずっとスープを足していくことをしてみました。すると、その人は気づかずに、いつまでもスープを飲み続けたのだとか。

残り物をいつまでも食卓に置いたままにしておくと、また食べ始めてしまうのもこうした習性が原因だったのですね。やせるためには、食事が終わったらさっさと片づけることが肝心です。

また、食事以外のときはなるべく視界から食べ物を消してしまいましょう。家にストックする食べ物の量も極力減らし、すぐ手が届くところにある家族のお菓子箱などは、見えないところにしまっておくとよいです。

# 食卓から パッと消す

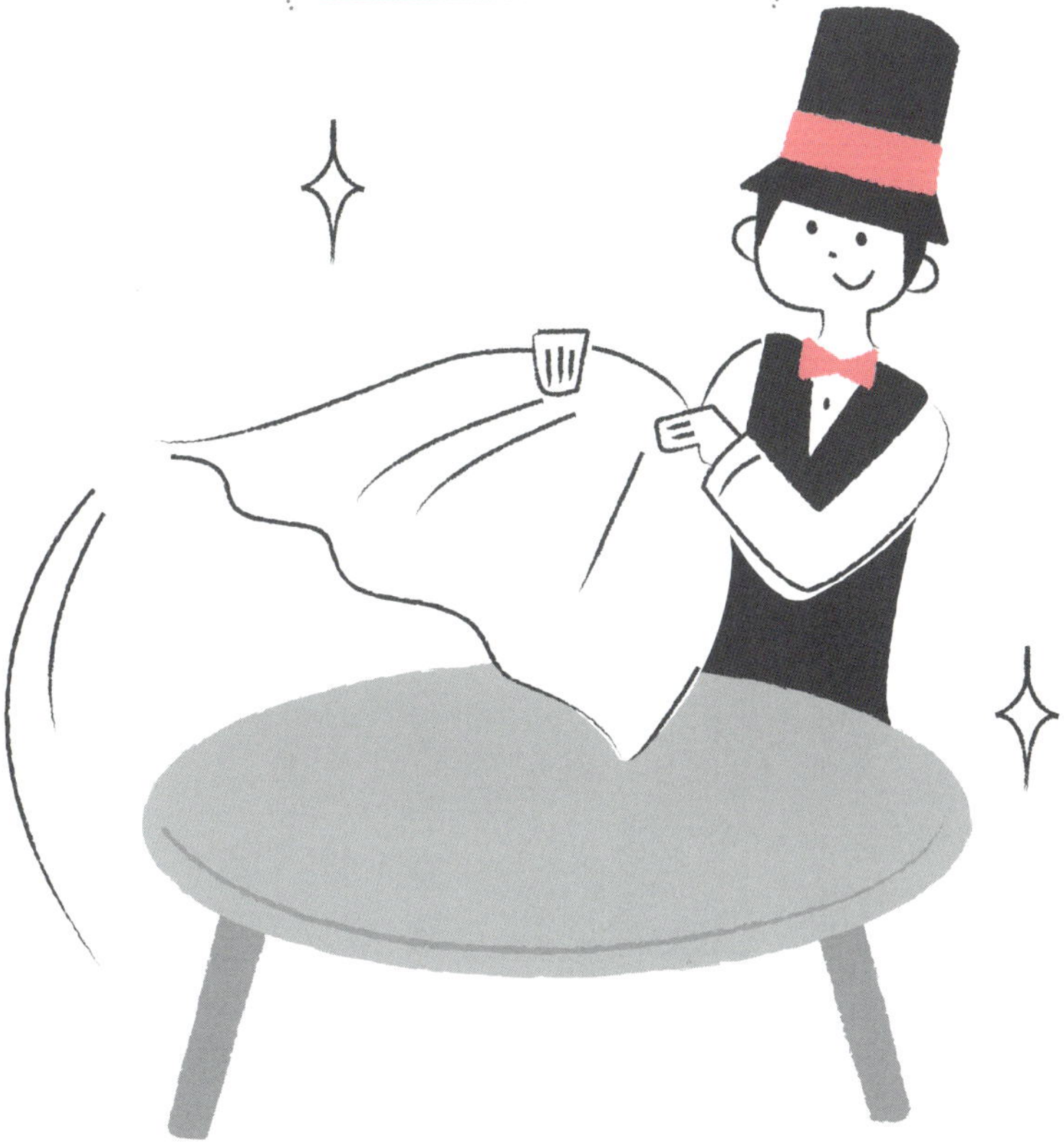

5章

# ゆるやせで楽しい幸福寿命を

「ゆるやせ」に成功したときの最大のご褒美は、リバウンドなしの〝続きやせ〟と健康&若さ復活です。その成果は幸せ＋長生きの〝幸福寿命〟につながります。

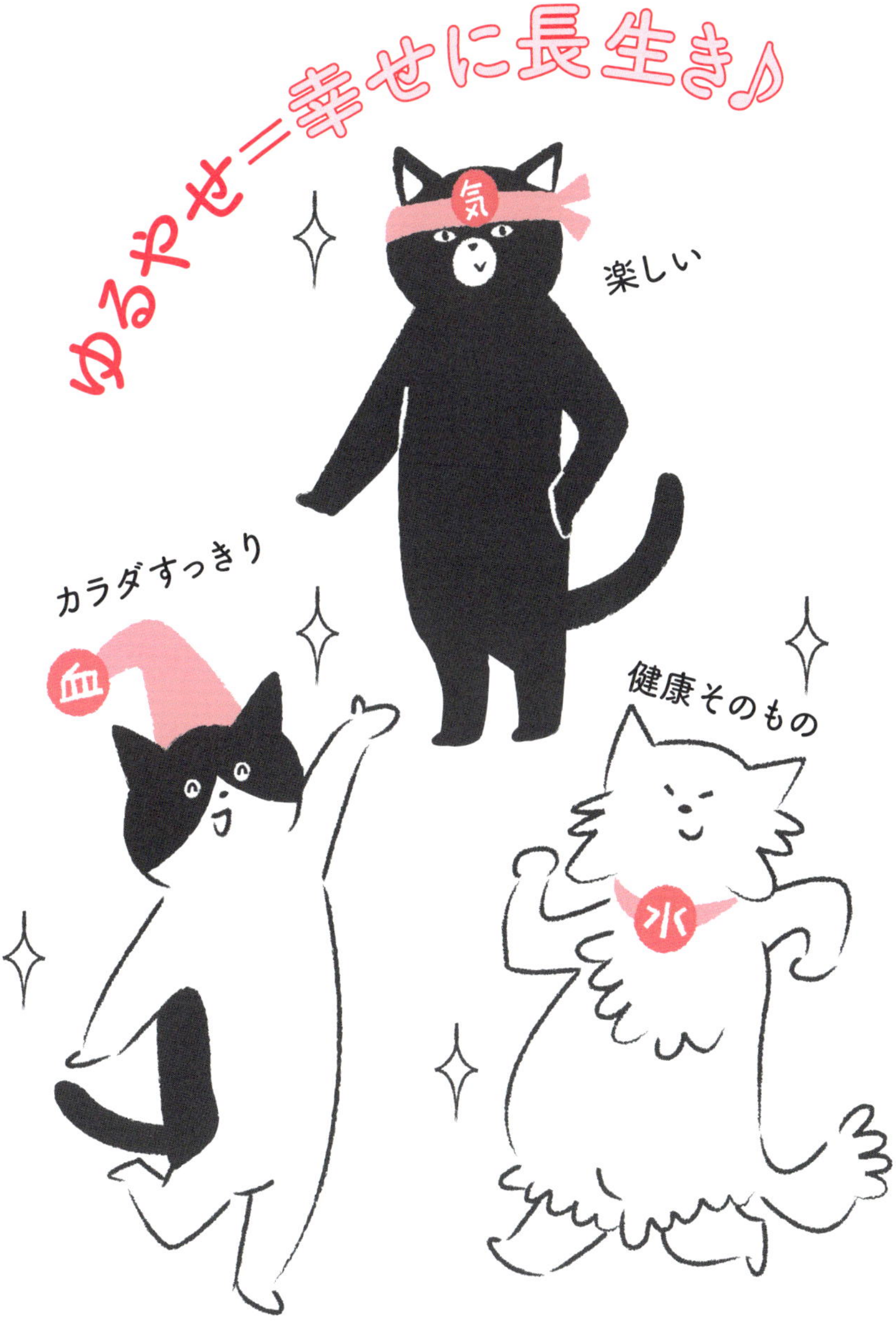
ゆるやせ＝幸せに長生き♪
気
楽しい
カラダすっきり
血
健康そのもの
水

ゆるやせメリット①

# やせたら数値改善で健康も戻ってきた

肥満の患者さんからは、

「健康診断の時期が憂うつ……」という声をよく耳にします。

本当のところは、「診断結果でいろいろと要観察の項目がわかってしまうから、ちょっと怖い～！」というのが本音でしょう。

ですが、ダイエットで体重が減った後の多くの患者さんが、

「やせたら、すべての数値が正常値になりました」とか、

「血管年齢が、実年齢よりぐ～んと若いと判断されました」

「体脂肪が減って、筋力がアップしました」

といった報告をうれしそうにしてくれます。

ダイエットで体重が減ると、ほとんどの数値が改善されます。高かった血圧や

血糖値、コレステロール値や中性脂肪、さらに肝臓の数値や尿酸値などが、正常値かもっと優良な数値に変化するのです。つまりは生活習慣病で悩んでいた方が、健康を取り戻したということになります。

また急激なダイエットを行なうと、肝臓への負担が大きく、肝機能障害を引き起こす心配があります。さらに太ったりやせたりとリバウンドをくり返すうちに、血管にも負担がかかり、もろくなることもあります。

その点では私の漢方ダイエットは「ゆるやせ」で徐々にやせていくので、内臓や血管などへの負担が少ないというメリットがあります。いくらやせても健康を損なっては、元も子もありません。

「あせらないで、ゆっくりやせましょう。そして少しくらい体重が戻っても、やり直せばいいことだから。やせたら幸せなことがいっぱいありますよ」

こう患者さんに言うと、みなさん前向きになって、ダイエットが楽しくなってくるようです。この言葉は、私が多くの成功者から学んだことでもあります。

# 期待できる改善効果

## 血圧

心臓から送られる血液の量は、体重に比例して増えたり減ったりします。

太っている心臓が全身に押し出すポンプの圧が高くなり、負担が大きくなります。これが高血圧と呼ばれるもの。

ダイエットで内臓脂肪が減ると、血圧は下がり、正常な数値になります。

またメンタルの影響もあり、漢方ダイエットでストレスが軽減すると、交感神経の緊張も解かれ、正常値に戻ります。

## 血糖値

糖尿病の判断材料となるのが、血糖値とヘモグロビンA1c。体重が減ると、この2つが改善されます。

糖尿病で推奨される治療法は、食べ過ぎない、糖質を摂り過ぎない、食物繊維はたっぷり、寝る前に食べないなど、ダイエットの注意すべき食行動と重なります。つまりダイエットのため生活スタイルを守っていると、相乗効果で血糖値も良好になるというわけです。

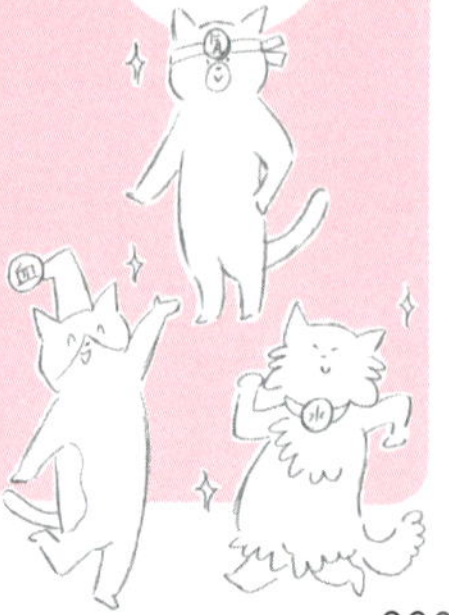

## 悪玉コレステロール・中性脂肪

脂肪は体を作るには不可欠な存在ですが、血液中に含まれるコレステロール（とくに悪玉コレステロール）や中性脂肪などの脂質が増えると、太ってきます。

とくに異常に増える場合は「脂質異常症」となり、「高度肥満」の要因にも。ダイエットでやせれば脂肪は減ります。余分な脂質が減ると、動脈硬化や心筋梗塞や脳卒中などのリスクも低くなります。

## 脂肪肝

食事の摂取量と消費量のバランスが崩れると、中性脂肪が肝臓に蓄積されて肥満に。逆にやせれば減少します。

太る要因は、肝臓での脂肪酸の燃焼が滞るからで、肝臓に中性脂肪が溜まります。肝臓にはアルコールの過剰摂取よりも、肥満の方が悪影響を及ぼすことが多いのです。極端な食事制限などのダイエットも問題で、「低栄養性脂肪肝」を引き起こします。


**うれしい報告も!**


ダイエット外来で多くの方を診てきた中には、不妊で悩んでいる患者さんも少なくありません。じつは肥満は、不妊にも関係してきます。脂肪細胞がホルモンバランスを狂わせ、妊娠しにくくなっていることがあるのです。

やせてホルモンバランスが整い、念願のかわいいお子さんを授かったというわけです。報告を受けると、本当に幸せな気持ちになります。

ゆるやせメリット②

# カラダも見た目も、気分も若返った

「ゆるやせダイエット」でやせた患者さんは、会うたびにみなさんどんどん若返っていきます。そして性格も明るく前向きになり、担当医の私も驚くくらいアクティブになります。これは年齢に関係がないので、患者さんを通して、「人生も、人間もリセットできるんだ！」ということを、実感しています。

若返りの秘密は、ダイエットで体とメンタルの両方が、バランスよく改善されたからです。これは「ゆるやせ」の基本となる、食行動と漢方がうまく作用したことにもなります。

とはいっても大変な食事制限もなければ、運動もなし。少々のリバウンドがあっても、まだ次がある！「ゆるやせ」の〝ゆる〟は、ゆるゆるという意味もあるのです。だからこそ楽しく、いつの間にかダイエットに成功しているのです。

## ポジティブチャレンジしました！

お腹がグーッと鳴ったら、食事時間の合図。空腹感を覚えてから食べるようにしたら、体重が減ったうえに、胃腸がすこぶる快調です。

**Y・Mさん**

先生にすすめられて、鏡と向かい合いながら食事。がっつく姿は美しいとはほど遠いものでした。お蔭で、食べる量が減りました。

**U・Kさん**

食べ物がないと落ち着かない……。これは食行動の異常と知り、家中の食品を一掃。食品の断捨離をしたら、体の肉もなくなりました。

**N・Aさん**

イライラして、お酒や、コッテリとしたつまみなど、とにかくドカ食い。これが漢方を飲むようになったら、すっかりなくなりました。

**M・Fさん**

運動もせず、漢方薬を飲むだけ。こんなぐうたらダイエットでも、大成功しました。気づいたら洋服サイズ、3サイズダウン！

**M・Tさん**

# しました！

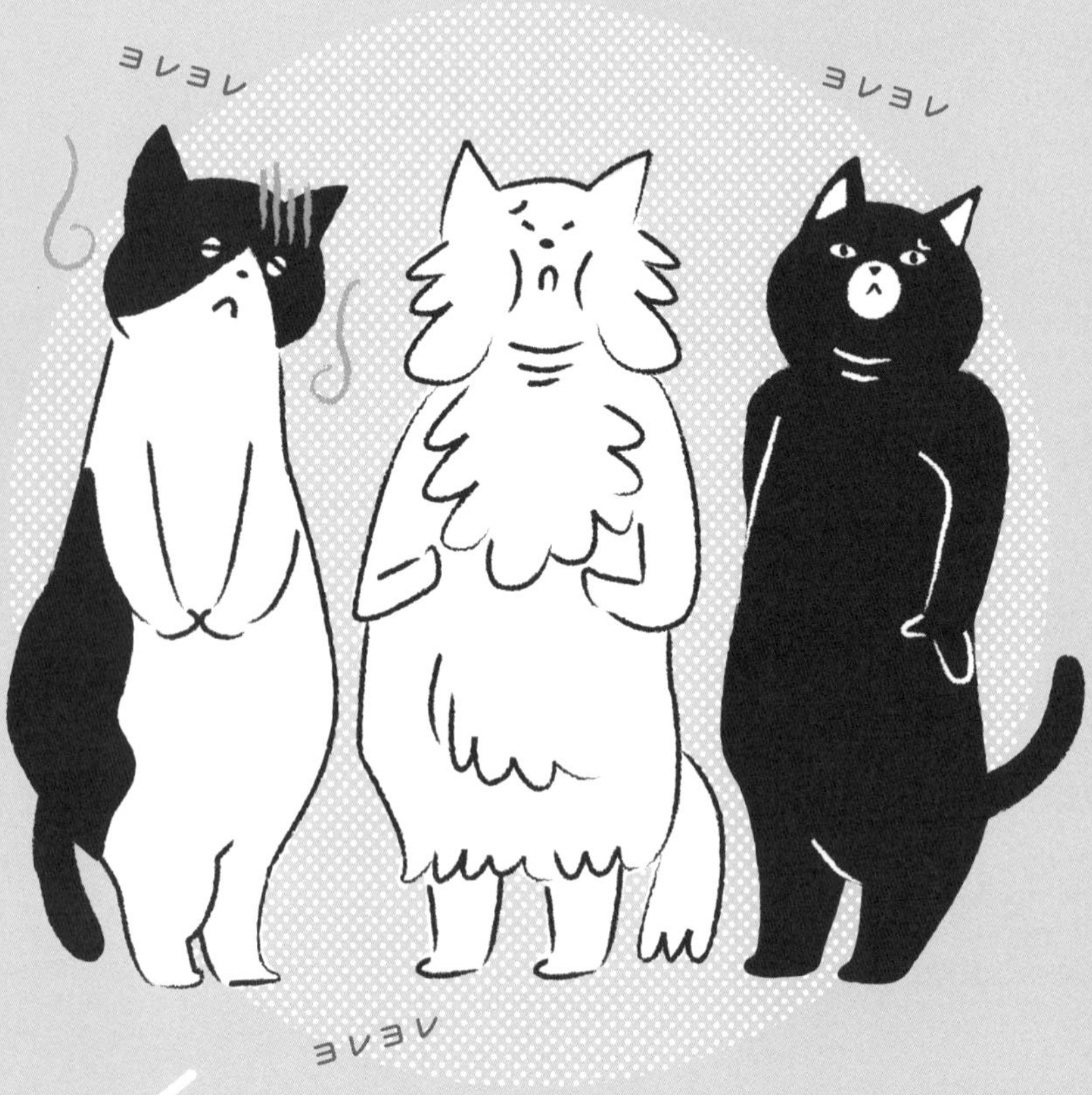

# 若さ、復活

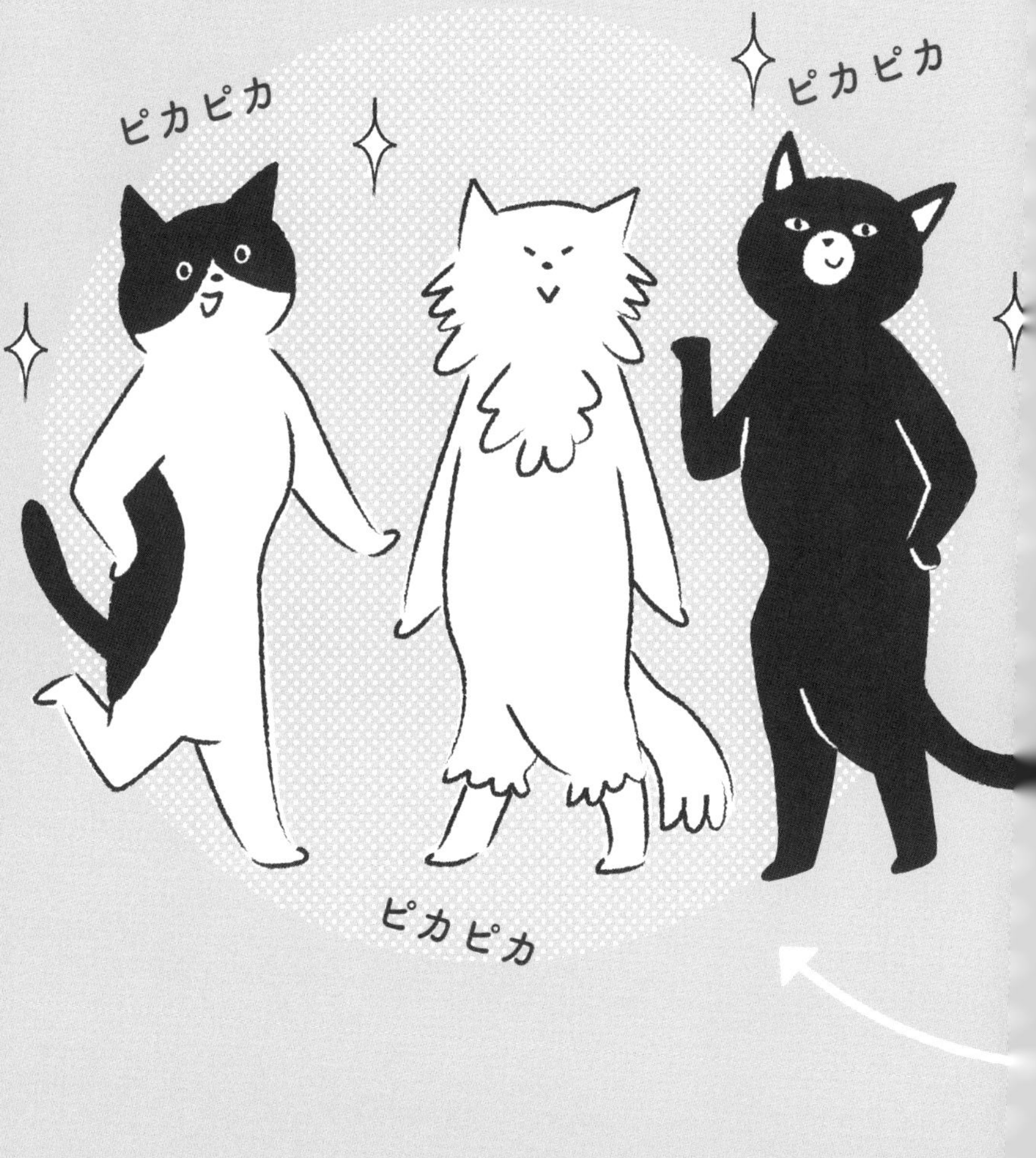

ゆるやせメリット③

# やせても漢方薬の継続服用で絶好調!

食行動の改善と自分の体質タイプに合った漢方薬で、目標体重に達したのならば、もう漢方を飲む必要はありません。

そこでダイエットに見事成功した患者さんには、

「これで治療の目標はクリアしました。もう漢方薬の処方はしませんね」

と伝えます。でも、ほとんどの方が、

「飲み始めてから、体調がすごくいいんです」

「漢方薬効果で毎日、心がおだやかなんです。続けてはだめですか?」

などと、継続を希望されます。

漢方は自然界にある植物や動物、鉱物などが原材料ですから、害になる要素はひとつもありません。むしろ生薬としても、食材としても体によいものが集まっているのです。たとえば生姜《しょうが》やシナモン、山椒《さんしょう》、なつめ、みかんの皮など。

そこで体調維持のために継続して服用を希望する患者さんには、そのまま処方を続けます。

もともと「ゆるやせダイエット」はリバウンドがほとんどないことが、多くの成功例からわかっています。加えてダイエット効果をもたらした漢方薬を飲み続ければ、より太りにくい体になり、やがては太らない体質になっていきます。もちろん食行動を乱さないことは、絶対ですが……。

やせて心身ともに若返り、まわりから「きれいになったね」と褒《ほ》められると、ますます輝きは増していきます。これは幸せのホルモンの「セロトニン」「オキシトシン」が褒められることで、豊富に出ているからです。

100年を生きることが、あたり前の時代です。長く〝きれい！〟を継続して、幸福寿命を楽しみましょう。そして健康でポジティブな、幸福長寿を手に入れましょう！

# は幸福寿命を満喫中

者のうれしいメッセージをご紹介します

Thanks & Happy
メッセージ

夫にひさしぶりに
「きれいだね」と、
言われました

肩こりや腰痛がなくなり、
スポーツに
チャレンジしています

生理不順、生理痛が
緩和されました

今まであきらめていた
ファッションにも、
どんどんチャレンジしています

# 漢方ダイエット成功者

## 私に届いた「ゆるやせ漢方ダイエット」成功

イライラしなくなって
仕事は順調、家族も円満です

人生をもう一度
やり直している気分です。
とっても得した気分！

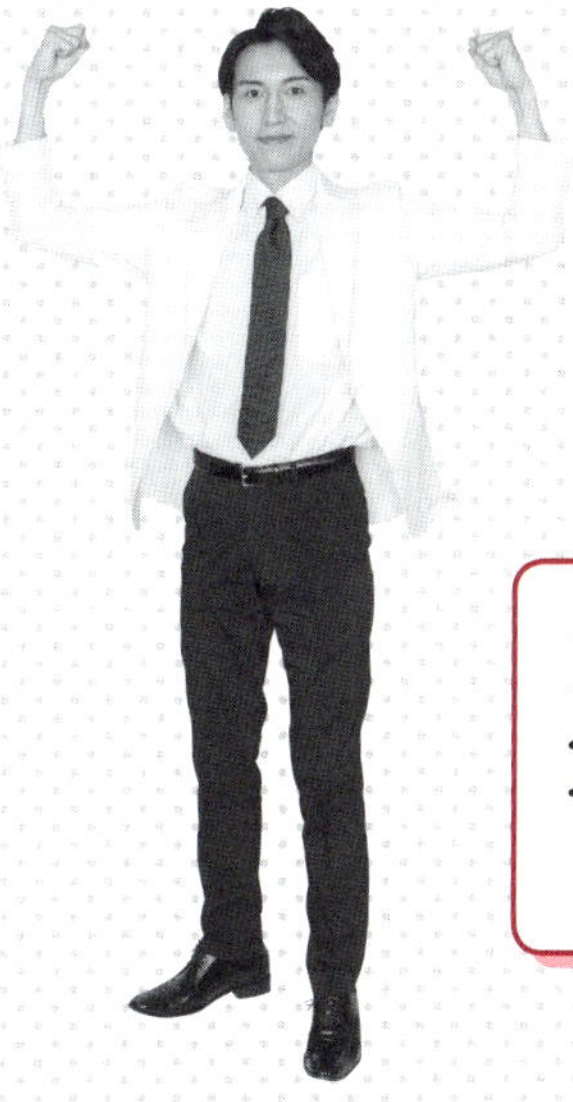

只今、第2のモテ期が到来。
50代ですが
恋が始まりました

食行動を見直したら、
食費が大幅にカット！
貯金が増額中です

## まだまだある！

# ゆるやせ漢方薬

この本では、人の体質を「気《き》・血《けつ》・水《すい》」の3つのタイプに分け、それぞれに合う『大柴胡湯《だいさいことう》』、『防風通聖散《ぼうふうつうしょうさん》』、『防已黄耆湯《ぼういおうぎとう》』が、工藤式の漢方ダイエットの基本であることを解説してきました。

しかし体質は、漢方により改善されることもあれば、逆に季節、気温や湿度、生活や仕事の環境などで、不調になってしまうことも。

その場合には、体質改善、体調や代謝アップ、肥満解消などに効果を発揮する漢方薬を、状態に合わせて処方します。

## 抑肝散加陳皮半夏《よくかんさんかちんぴはんげ》

**成分**

当帰《とうき》、川芎《せんきゅう》、陳皮《ちんぴ》、釣藤鈎《ちょうとうこう》、白朮《はくじゅつ》、茯苓《ぶくりょう》、半夏《はんげ》、柴胡《さいこ》、甘草《かんぞう》

**期待効果**

不眠症、不安神経症、イライラ、抑うつ、月経前症候群、滋養強壮、認知症など

**処方解説**

比較的体力がなく、神経過敏で興奮しやすく、怒りやすい、イライラ、眠れないなどの精神神経症状に効果的。自律神経系の調節をしながら「血」を補い、「気」「血」をめぐらせる処方です。ストレスによる身体への影響を除き、自律神経を安定させる。

こんなタイプに！

- 気虚
- 血虚

## 人参養栄湯《にんじんようえいとう》

**成分**

人参《にんじん》、当帰《とうき》、地黄《じおう》、白朮《びゃくじゅつ》、茯苓《ぶくりょう》、芍薬《しゃくやく》、陳皮《ちんぴ》、遠志《おんじ》、黄耆《おうぎ》、桂皮《けいひ》、五味子《ごみし》、甘草《かんぞう》

**期待効果**

抑うつ（意欲低下）、倦怠感、貧血、冷え性、下痢、不眠など

**処方解説**

体力がなくて、慢性疾患などで疲労衰弱している場合に用いる。消化器の働きを高め、栄養をすみずみまで運ぶために、「気」と「血」の両方の体質を補う。「気・血」の不足が招く、精神不安、不眠、体力低下、認知症、肥満など、さまざまな症状を改善する。

こんなタイプに！

- 気虚
- 血虚

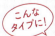

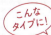

## 加味《かみ》逍遥散《しょうようさん》

成分

当帰《とうき》、芍薬《しゃくやく》、白朮《びゃくじゅつ》、茯苓《ぶくりょう》、柴胡《さいこ》、牡丹皮《ぼたんぴ》、山梔子《さんしし》、甘草《かんぞう》、薄荷《はっか》、生姜《しょうきょう》

期待効果

のぼせ、肩がこり、疲労回復、イライラ、神経症、便秘、冷え症、不眠症、女性ホルモンによる不調など

処方解説

「気」を体の下方に降ろして全身にめぐらせ、溜まった熱を冷やす。さらに不足している「血」を補うことで、体のバランスを正常に。とくに交感神経が興奮したことによるイライラ、不眠症などの中高年女性の神経症状によく用いる。

こんなタイプに!

●気逆　●瘀血
●血虚　●水毒

## 黄連《おうれん》解毒湯《げどくとう》

成分

黄芩《おうごん》、山梔子《さんしし》、黄連《おうれん》、黄柏《おうばく》

期待効果

不眠症、神経症、焦燥感、認知症、胃炎、女性ホルモンによる不調、皮膚炎、湿疹など

処方解説

体力がなくて、慢性疾患など気逆タイプに用いる代表方剤。体を冷やして熱を取り、炎症を静めることで、イライラやのぼせをやわらげる。また熱が漢方で考える正常に排泄されないで起こる肌トラブルを、熱バランスを整えることで対処する。

こんなタイプに!

●気逆

## 五苓散《ごれいさん》

**成分**

沢瀉《たくしゃ》、猪苓《ちょれい》、茯苓《びゃくじゅつ》、白朮《びゃくじゅつ》、桂皮《けいひ》

**期待効果**

頭痛、めまい、むくみ、感染性胃腸炎、二日酔い、暑気あたり、水様性下痢、急性胃腸炎など

**処方解説**

体の働きを高めて、体内にある余分な「水」を体の外へ排出する。逆に、一時的に不要な「水」が体に溜まっているときにも効果的。のどが渇いて尿量が少なく、それにともなうめまい、吐き気、腹痛、頭痛、むくみなどを改善する。

こんなタイプに！　●水毒

## 桂枝《けいし》茯苓丸《ぶくりょうがん》

**成分**

桂皮《けいひ》、茯苓《ぶくりょう》、牡丹皮《ぼたんぴ》、桃仁《とうにん》、芍薬《しゃくやく》

**期待効果**

月経不順、月経異常、月経痛、更年期障害など女性ホルモンによる不調、肩こり、めまい、頭重、しもやけ、皮膚炎など

**処方解説**

滞った「血」のめぐりを良くすることで、下半身に熱を巡らせて、のぼせや足の冷えなどを感じる方の生理痛、月経不順、月経異常などを改善下腹部痛、肩こり、頭重、めまい、のぼせて足冷えなどを訴えるもの。

こんなタイプに！　●瘀血

## 十味《じゅうみ》敗毒湯《はいどくとう》

成分

柴胡《さいこ》、桔梗《ききょう》、川芎《せんきゅう》、茯苓《ぶくりょう》、桜皮《おうひ》、防風《ぼうふう》、独活《どくかつ》、甘草《かんぞう》、荊芥《けいがい》、生姜《しょうきょう》

期待効果

ニキビ、慢性じんましん、乳腺炎、アトピー性皮膚炎など

処方解説

患部がジュクジュクとしているときに、肌をふさいでいる余分な分泌物、溜まっている「水」や熱を出すとともに、肌を正常にしていく処方。皮膚疾患で乾燥していて、浸出液は少なく、激しいかゆみがあり、化膿を繰り返す場合などに用いる。

こんなタイプに!
- 水毒

## 柴胡加《さいこか》竜骨牡蛎湯《りゅうこつぼれいとう》

成分

柴胡《さいこ》、半夏《はんげ》、茯苓《ぶくりょう》、桂皮《けいひ》、黄芩《おうごん》、大棗《たいそう》、人参《にんじん》、竜骨《りゅうこつ》、牡蠣《ぼれい》、大黄《だいおう》、生姜《しょうきょう》

期待効果

抑うつ、不安神経症、咽喉頭異常感症、男性更年期、不眠、便秘など

処方解説

自律神経が乱れているといった、「肝気鬱結《かんきうっけつ》」タイプに用いる代表的な方剤。「肝気」をめぐらせて体にこもった熱を冷ますとともに、心を落ち着かせる処方で、脳の興奮からくるイライラや不安、不眠を改善する。

こんなタイプに!
- 気逆
- 水毒

## 八《はち》味《み》地《じ》黄《おう》丸《がん》

**成分**

地黄《じおう》、山茱萸《さんしゅゆ》、山薬《さんやく》、沢瀉《たくしゃ》、茯苓《ぶくりょう》、牡丹皮《ぼたんぴ》、桂皮《けいひ》、附子《ぶし》

**期待効果**

疲労回復　冷え性
尿量が少ないまたは多尿、頻尿、口渇、下肢痛、腰痛、かゆみ、むくみなど

**処方解説**

体を温め、体全体の機能低下を戻す。「気・血・水」を増やし、めぐらせる生薬と、体を温める生薬を合わせた処方。とくに頻尿や軽い尿もれ、残尿感、夜間尿などを改善し、腎＝膀胱、生殖器などの働きを良くする。新陳代謝機能を高める効果も。

こんなタイプに！

●気虚

## 当《とう》帰《き》四《し》逆《ぎゃく》加《か》呉《ご》茱《しゅ》萸《ゆ》生姜《しょうきょう》湯《とう》

**成分**

当帰《とうき》、桂皮《けいひ》、芍薬《しゃくやく》、木通《もくつう》、細辛《さいしん》、甘草《かんぞう》、呉茱萸《ごしゅゆ》、大棗《たいそう》、生姜《しょうきょう》

**期待効果**

冷え症、
冷えによる下肢や下腹部痛、しもやけ、頭痛、腰痛、下痢、月経痛など

**処方解説**

体を温めて熱を造るのを助けながら、手足など末梢を温める。体の内部にも働き、冷えによる諸症状を改善。冷えから生じる頭痛、腰痛、下腹部痛などの痛みをやわらげる。寒さが引き金で発生するしもやけにも効果がある。

こんなタイプに！

●気虚　●血虚
●瘀血

## 補中《ほちゅう》益気湯《えっきとう》

**成分**

人参《にんじん》、当帰《とうき》、白朮《びゃくじゅつ》、黄耆《おうぎ》、大棗《たいそう》、柴胡《さいこ》、陳皮《ちんぴ》、甘草《かんぞう》、生姜《しょうきょう》、升麻《しょうま》

**期待効果**

うつ、滋養強壮、疲労回復、倦怠感、病後・術後の衰弱、食欲不振、ねあせ、風邪

**処方解説**

気虚タイプに用いる代表的な漢方薬。体力虚弱で元気がなくて、疲れやすく倦怠感を感じる場合に、胃腸の働きを高めて食欲を出すことで「気」を増やす。さらに「気」を上の方に動かしてめぐらせて疲れをやわらげる。

こんなタイプに!

- 気虚

## 当帰《とうき》芍薬散《しゃくやくさん》

**成分**

当帰《とうき》、川芎《せんきゅう》、茯苓《ぶくりょう》、白朮《びゃくじゅつ》、沢瀉《たくしゃ》、芍薬《しゃくやく》

**期待効果**

更年期障害、月経困難症、貧血、冷え症、疲労回復、頭重、めまい、肩こり、耳鳴り、頭重、肩こり、腰痛、むくみ

**処方解説**

全身に大切な栄養を与え、血行を良くするのと同時に、水分代謝を整えることで余分な水分を体からとり除いて、冷え症や生理不順を改善。疲れやすく冷え症で貧血などの症状があり、下腹部痛、頭重、めまい、肩こり、耳鳴り、動悸などに効果的である。

こんなタイプに!

- 気虚
- 血虚
- 瘀血
- 水毒

## 桂枝加竜骨牡蛎湯《けいしかりゅうこつぼれいとう》

**成分**

桂皮《けいひ》、芍薬《しゃくやく》、大棗《たいそう》、生姜《しょうきょう》、
甘草《かんぞう》、竜骨《りゅうこつ》、牡蛎《ぼれい》

**期待効果**

不安精神症、気分の鎮静、
イライラ、不眠など

こんなタイプに！　●気逆

## 半夏厚朴湯《はんげこうぼくとう》

**成分**

半夏《はんげ》、茯苓《ぶくりょう》、厚朴《こうぼく》、蘇葉《そよう》、
生姜《しょうきょう》

**期待効果**

気の巡り促進、不安神経症、
神経性胃炎、
咽喉や食道部の異物感、
せきなど

こんなタイプに！　●気虚　●気逆

## 十全大補湯《じゅうぜんだいほとう》

**成分**

黄耆《おうぎ》、桂皮《けいひ》、地黄《じおう》、芍薬《しゃくやく》、
白朮《はくじゅつ》、川芎《せんきゅう》、当帰《とうき》、人参《にんじん》、
茯苓《ぶくりょう》、甘草《かんぞう》

**期待効果**

体力虚弱、元気がない、
健胃整腸、疲労倦怠、
食欲不振、寝汗、感冒など

こんなタイプに！　●気虚　●血虚

## 牛車腎気丸《ごしゃじんきがん》

**成分**

地黄《じおう》、山茱萸《さんしゅゆ》、山薬《さんやく》、沢瀉《たくしゃ》、
茯苓《ぶくりゅう》、牡丹皮《ぼたんぴ》、牛膝《ごしつ》、
車前子《しゃぜんし》、桂皮《けいひ》、附子《ぶし》

**期待効果**

疲労回復、むくみ、口渇、下肢痛、
腰痛、しびれ、かゆみ、排尿困難、
頻尿、肩こり、頭重、耳鳴り、
関節痛、神経痛、腰痛、筋肉痛など

こんなタイプに！　●気虚　●水毒

# 効果の源! やせる生薬

「気・血・水」の不足や滞りを補う生薬は、
タイプ別で違ってきます。
これらを調合した調剤が、漢方薬なるので、
まさに体調を整えるおおもと!
どれも天然由来のものばかりなので、
体には安心な素材といえます。

## 気《き》タイプ

「気《き》」タイプに効果的な漢方の生薬のうち、
「気虚《ききょ》」は熱を造る力が不足気味。
温める生薬"補陽薬《ほようやく》"でカバー。
気持ちや機能を整える"理気薬《りきやく》"は
「気逆《きぎゃく》」に働きます。

### 気虚=補陽薬

- 朝鮮人参《ちょうせんにんじん》
- 桂皮《けいひ》
- 附子《ぶし》
- 黄耆《おうぎ》

### 気逆=理気薬

- 柴胡《さいこ》
- 厚朴《こうぼく》
- 半夏《はんげ》
- 枳実《きじつ》
- 紫蘇《しそ》
- 竜骨《りゅうこつ》
- 牡蠣《ぼれい》

## 血《けつ》タイプ

「血《けつ》」タイプの不調の要因となる栄養や血の巡り補い、代謝を高める生薬が「血虚《けっきょ》」を改善する“補血薬《ほけつやく》”。「瘀血《おけつ》」には、血の滞りを促進して巡りを整えるものが“活血薬《かっけつやく》”を。

### 瘀血＝活血薬

- 桃仁《とうにん》
- 牡丹皮《ぼたんぴ》
- 紅花《こうか》
- 川芎《せんきゅう》
- 当帰《とうき》

### 血虚＝補血薬

- 当帰《とうき》
- 芍薬《しゃくやく》
- 地黄《じおう》
- 竜眼肉《りゅうがんにく》
- 酸棗仁《そんそうにん》

## 水《すい》タイプ

パンパンにむくんだ体の水の滞りをスムーズにして、余分な水分を排出、さらに巡りを整える生薬を“利水薬《りすいやく》”といいます。「水《すい》タイプ」の「水毒《すいどく》」を改善します。

### 水毒＝利水薬

- 茯苓《ぶくりょう》
- 白朮《びゃくじゅつ》
- 猪苓《ちょれい》
- 沢瀉《たくしゃ》
- 薏苡仁《よくいにん》

# 気《き》血《けつ》水《すい》
# すべてのタイプに効く
# マルチな温裏薬

「気・血・水」のバランスを整え、
体を温めたり、熱を取ったりしながら、
体調を良い状態に維持する“温裏薬”。
「ちょっとした調子が悪いな」というときに、
どのタイプでも効果が期待できる、
便利な生薬です。

## 体を温める＝温裏薬

乾姜《かんきょう》

附子《ぶし》

桂皮《けいひ》

細辛《さいしん》

呉茱萸《ごしゅゆ》

など

体を温めるものを“温裏薬《おんりやく》”といいます。
乾姜、附子、桂皮、細辛、呉茱萸などの
生薬がこれにあたります。

［参考文献］


■ Nakayama T et al：J. Ethnopharmacol. 109（2）：p.236,2007
■相原直樹ほか：胆道 8（1）：p.9,1994
■ Ohta Y et al:Phytother. Res.:12（1）: p.5,1998
■ Toda S et al：和漢医薬学会誌 4（2）：p.77,1987
■山野繁ほか：漢方と最新治療 4（3）：309-313,1995
■山野繁ほか：和漢医薬学会誌 11：38-43,1994
■川久保明利ほか：和漢医薬学会誌 9：252-258,1992
■石山太朗ほか：医学と薬学 16（1）：177-183,1986
■鳥谷葉子ほか：産科と婦人科 59（2）：314-318,1992
■千村哲朗ほか：産婦人科の世界 39：107-111,1987
■村瀬賢一ほか：Prog. Med. 20（2）：377-379,2000
■松本泰二ほか：臨床と研究 69（10）：327-332,1992
■周東寛ほか：漢方と最新治療 23（3）：255-260,2014
■丸浜喜亮ほか：新薬と臨床 36（6）：104-106,1987
■大野晶子ほか：和漢医薬学雑誌 18：33-38,2001
■許凰浩ほか：東方医学 28（1）:37-59,2012
■日置智津子ほか：Pharma Medica 25（9）：43 － 48,2007
■岩崎誠ほか：肥満研究 13（2）：137 － 142,2007
■伊藤隆ほか：日東医誌 56（6）：933-939,2005
■周東寛：医学と薬学 63（3）：479-484,2010
■関根紀世：Prog. Med. 24（11）：2803-2806,2004
■大原紀彦ほか：Prog. Med. 22（1）：156-158,2002
■ Asami OBA et al：Kawasaki Journal of Medical Welfare 18（2）：29-36,2013
■喜多嶋修也ほか：日東医誌 43（5）：p.63,1993
■長澤克俊ほか：日本小児科学会雑誌 105（6）：p.681,2001
■仙頭正四郎ほか：Therapeutic Research 20（6）：2021-2028,1999
■小田隆晴ほか：山形県病医誌 39（2）：108-111,2005
■吉田麻美ほか：日東医誌 49（2）：249-256,1998
■下手公一ほか：J. Trad. Med. 19（4）：148-152,2002
■田中政彦：Pharma Medica 25（9）：53-55,2007
■横瀬友好ほか:漢方と最新治療 15（2）:p.153,2006
■ Mizoguchi K et al：Pharmacol. Biochem. Behav. 75：p.419,2003
■ Mizoguchi K et al：Life Sciences 2002：72（1）：67-77 doi:10.1016
■ Li LF et al：Fitoterapia 2012：83（1）：93-103 doi: 10.1016
■大原健士郎ほか：新薬と臨床 34（1）:131-141,1985
■窪田三樹夫：Prog Med 14：2804-2812,1994
■山際幹和ほか：耳鼻臨 84：555-563,1991
■ Tsujimura A et al：Aging Male 2008：11（2）：95-99 doi:10.1080
■ Ito A et al：Molecules 18：10014-10023,2013
■村山千明ほか：phil 漢方 52：43-45,2015
■村田健太ほか：phil 漢方 70：26-27,2018
■宮澤仁朗：精神科 14（6）：535-542,2009
■篠崎徹：漢方診療 18（2）：42-44,1999
■清水純也：医学と薬学 73（4）：415-422,2016
■ Wang Y et al：Phytotherapy Research 2005：19（6）：526-529 doi:10.1002
■ Journal of Pharmacy and Pharmacology 2000：52（11）：1425-1429 doi:10.1211
■ Kagohashi K et al：Biomedical Reports 2016：4（3）：384-386 doi:10.3892
■大原健士郎ほか：新薬と臨床 34（1）:131-141,1985
■朝元美利：日本東洋心身医学研究 20（1）：51-54,2005
■ Kenta Murata et al：Front. Pharmacol. 2018 doi: 10.3389/fphar.2018.01216
■尾崎哲ほか：日本東洋心身医学研究会誌 7（2）80-88,1992
■工藤千秋ほか：新薬と臨牀 64（10）：1072-1083,2015
■ Makoto Ohsawa et al：J Alzheimers Dis 1(1),229-235,2017
■横山浩之：小児疾患の身近な漢方治療 6：70-89,2007
■大竹智子：日本東洋心身医学研究 19（1/2）：31-36,2004
■佐野敬夫ほか：産婦人科漢方研究のあゆみ 10：67-71,1993
■尾崎　哲ほか：日本東洋心身医学研究 12（2）：98-106,1997
■山本孝之：和漢医薬誌 11：374-375,1994
■尾崎哲：漢方診療 10（4）：42-45,1991

あとがき

# 続く〝幸福やせ〟が私の願いです

患者さんが、私の診療で体調を改善し、お会いするたびにやせて輝いていく様子は、見ているだけでうれしいものです。そして年齢、性別に関係なく、みなさん本当にキラキラと輝いて幸せそうにしていらっしゃいます。

いくら体重が減ったとしても、しおれたような姿になっているとしたら、それは「気・血・水」の巡りが滞っている、ただ枯れたやせ方になってしまいます。年齢も老けて見えるだけのこんなやせ方は、私のダイエットの観念では失敗だと思います。

「先生、やせてすご～く快調です！」

こんな風にやはり明るい声で言われてこそ、ダイエット診療は成功なのです。

患者さんが焦らないでゆっくりやせていくときに、側に伴走者として私という存在がいることを、とても誇りに思います。だからこそ目標に達したときには、心から喜べるのです。

今日も約10万人の成功者の姿が〝幸せパワー〟となって、私の体をめぐっています。だから私も、快調そのものです。

２０１９年７月

工藤孝文

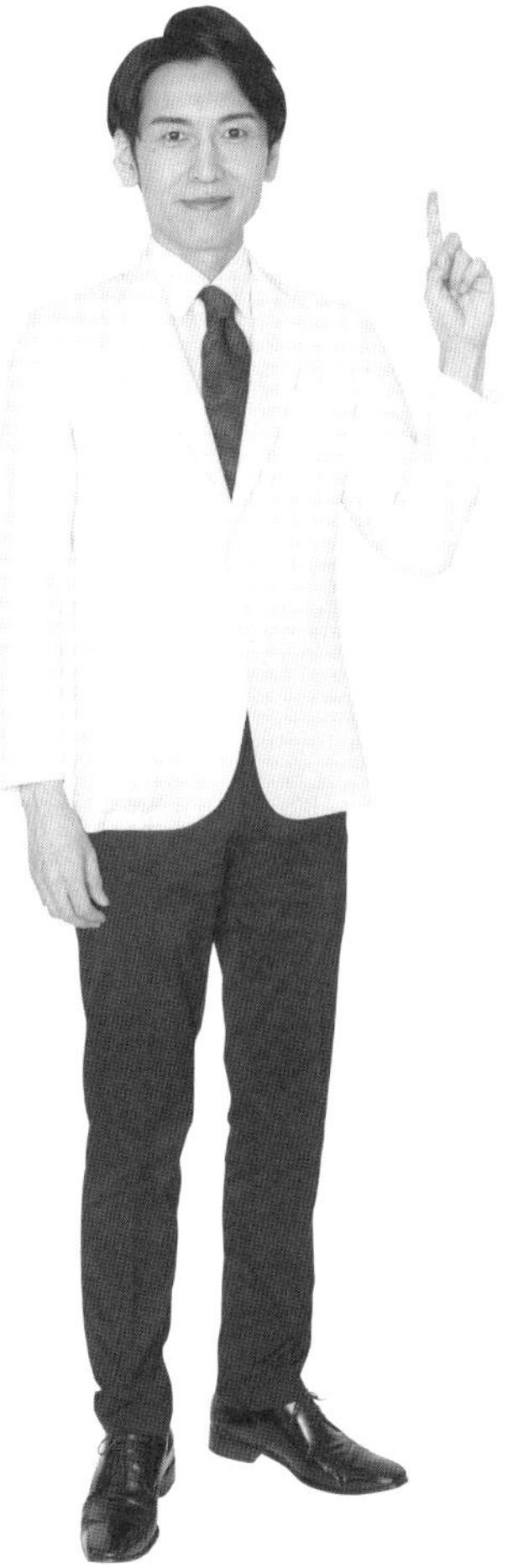

［著者紹介］

**工藤孝文**（くどう・たかふみ）

東洋医学・漢方医。福岡大学医学部卒。卒業後、アイルランドとオーストラリアへ留学。帰国後は大学病院、地域の基幹病院勤務を経て、現在は福岡県みやま市の工藤内科にて、地域医療を行なっている。東洋医学・漢方治療、糖尿病・ダイエット治療を専門とし、ＮＨＫ「ガッテン！」「あさイチ」、日本テレビ「世界一受けたい授業」、ＴＢＳ「名医のＴＨＥ太鼓判！」、フジテレビ「ホンマでっか!? ＴＶ」などに漢方治療評論家・肥満治療評論家として出演。ＮＨＫ「ガッテン！」では、著者出演回が、2018年度視聴率１位を獲得した。日本内科学会・日本東洋医学会、日本肥満学会・日本糖尿病学会・日本高血圧学会・日本抗加齢医学会・日本女性医学学会・小児慢性疾病指定医。『疲れない大百科』（ワニブックス）、『なんとなく不調なときの生薬と漢方』（日東書院本社）、『リバウンドしない血糖値の下げ方』（笠倉出版社）、『医師が認めた最強の漢方薬 人参養栄湯』（あさ出版）など著書多数。

# ゆるやせ漢方《かんぽう》ダイエット

2019年7月20日　第1刷発行

著者　工藤孝文《くどうたかふみ》
発行者　中村　誠
印刷所　図書印刷株式会社
製本所　図書印刷株式会社
発行所　株式会社 日本文芸社
〒101-8407　東京都千代田区神田神保町1-7
TEL 03-3294-8931［営業］, 03-3294-8920［編集］
URL https://www.nihonbungeisha.co.jp/



Printed in Japan　ISBN978-4-537-21708-7
112190701-112190701Ⓝ01　(240074)

編集担当　水波 康